KB106253

췌담도암 명의 이동기 교수와 베스트 췌담도암팀의

췌장암·담도암
완치 설명서

췌담도암 명의 **이동기 교수와 베스트 췌담도암팀의**

췌장암·담도암
완치 설명서

이동기 지음

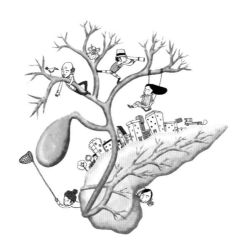

ChosunMedia
헬스조선

　연세대 의대 세브란스병원 메디컬 북스의 연재 기획물로 《췌장암·담도암 완치 설명서》 초판을 발행한 지 10년 만에 개정판을 발간하게 되었다. 소화기 장기 중에서도 췌장과 담도는 일반 사람들에게 다소 생소한 장기다. 하지만 이 장기의 암이 예후가 매우 나쁘고 치료하기 어렵다는 것은 대부분 알고 있다. 초판을 발간할 때보다 인터넷 매체 등을 통해 비의료인이 이 질환들에 대해 정보를 얻을 수 있는 기회가 늘었다. 그렇다 하더라도 췌장암과 담도암을 진단받은 환자와 보호자들에게 실제 도움이 되고, 참고할 수 있는 자세하고 정확한 치료 정보나 지침을 접하기 쉽지 않은 것이 현실이다.

　개정판에서는 지난 10년간 새롭게 개발되어 임상에서 사용되고 있는 항암치료 약제와 기법 등을 소개했다. 무엇보다 환자들이 가장 궁금해하는 최신 치료법의 장단점과 부작용을 이해하기 쉽게 구체적으로 기술했다. 뿐만 아니라 췌장암·담도암 환자를 진료하는 1·2차 의료기관의 의료진들도 참고할 수 있을 정도로 전문적인 내용까지 상세히 담았다.

　현대의학의 눈부신 발전에도 불구하고 췌장암은 조기 진단이 어려울 뿐 아니라 치료 성과도 눈에 띄게 향상되지 않았다. 아직까지 치료의 진전이 없는 고형암의 대표적인 표본이라는 불명예를 벗지 못하고 있다. 하지만 조기 진단의 실마리를 찾기 위해 많은 연구가 진행되고 있으며, 효과적인 항암제의 등장이 가시적이다. 담도암은 예전에는 수술할 수 없었던 진행된 암도 최근에는 수술이 가능해진 경우가 많다. 항암제뿐 아니라 면역치료제와 환자의 맞춤 치료법도 실제 임상에서 환자에게 많은 도움을 주고 있다.

필자를 포함한 국내 의료진은 췌장암의 조기 진단을 위한 연구를 진행하고 있다. 췌장암·담도암으로 초래된 폐쇄성 황달에 사용하는 담도배액관은 국내 제품이 전 세계에서 가장 많이 사용될 정도다. 또한 췌장암과 담도암의 외과의 수술 성과와 소화기 내시경 시술 성과는 세계에 내세울 만하다. 췌장암과 담도암이 다른 암에 비해 진단과 치료가 어렵지만, 암환자와 가족이 결코 치료를 포기하거나 절망할 필요가 없는 이유다.

췌장암과 담도암을 전공하는 의사로서 지난한 치료 과정을 초인적인 의지와 노력으로 견디고 극복해내는 환자와 그 가족들을 대할 때마다 항상 감사하는 마음, 존경하는 마음이 든다. 이 책이 이런 환자분들에게 조금이나마 도움이 되고, 건강한 분들에게는 질환의 예방과 조기 발견에 보탬이 되었으면 한다. 췌장암·담도암이 완치하기 쉽지 않은 암임에도 불구하고 이 책의 제목을 '완치 설명서'라고 지은 것은 환자들이 희망을 잃지 않고 끝까지 투병해 극복해냈으면 하는 바람에서다. 또한 이들 암을 치료하고 연구하는 의료진들에게는 더욱 노력해 세상에 좋은 연구 성과를 빨리 내자는 채찍의 의미이기도 하다. 앞으로 이 두 난치암의 완치율은 끊임없는 연구를 통해 점차 높아질 것이다.

대부분의 암이 그렇듯 췌장암과 담도암도 여러 학과의 의료진이 함께 진단하고 치료법을 결정하는 다학제적 접근이 필요하다. 그런 의미에서 이 책은 강남세브란스병원 췌담도암센터팀의 각 분야 전문가들이 공동 집필했음을 밝힌다. 원고 정리에 수고해준 조재희 교수, 장성일 교수를 비롯해 집필에 참여한 모든 팀원들과 개정판 발간의 기회를 준 강남세브란스병원과 연세대학교의료원에 진심으로 감사의 말씀을 드린다.

2021년 12월

이동기

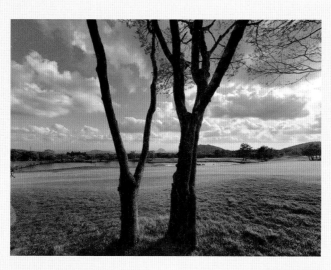

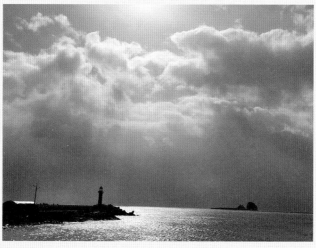

췌장암 완치 설명서

1
PART

췌장암 바로 알기

4 PART 췌장암 관리하기

5 PART 췌장암 예방하기

담도암·담낭암 완치 설명서

4 PART
담도암·담낭암 예방하기

췌장과 담도, 바로 알기

췌장암과 담도암은 말 그대로 췌장과 담도에 생긴 암이다. 대부분의 사람들은 췌장과 담도가 소화와 관련된 기관이라는 것은 알지만 정확하게 우리 몸 어디에 위치하는지, 어떤 일을 하는지 잘 모른다. 췌장암과 담도암에 관해 설명하기에 앞서 췌장과 담도에 대해 먼저 살펴보자.

[췌장과 담도의 위치와 구조]

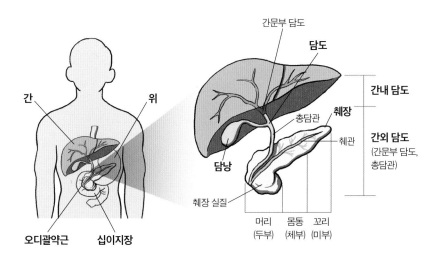

췌장이란?

췌장은 위와 척추 사이에 있는 내장기관 중에서 복막 뒤에 위치한 후복막 장기다. 흔히 '이자'라고도 부른다. 12~20cm 정도의 길이에 혓바닥처럼 길쭉한 모양을 하고 있으며 머리, 몸통, 꼬리로 나뉜다. 췌장 머리는 십이지장이 감싸고 있고 췌장 꼬리는 비장과 접해 있다. 췌장에서 만들어지는 췌장액은 췌관을 타고 십이지장에 위치한 유두로 흘러나온다.

췌장은 어떤 일을 할까?

췌장이 하는 일은 크게 두 가지로 구분할 수 있다. 바로 외분비 기능과 내분비 기능이다. 우리가 음식을 먹으면 음식 속에 있는 지방과 단백질이 소장과 십이지장의 특정 세포를 자극해 콜레시스토키닌Cholecystokinin, CCK이라는 호르몬을 분비시킨다. 이 호르몬은 다시 췌장의 세엽세포Acinar Cell를 자극하고, 세엽세포는 10가지 이상의 소화 효소가 합성된 췌장액을 만들어 췌관을 통해 십이지장으로 내보낸다. 이것이 췌장의 외분비 기능이다. 일반적으로 췌장액은 하루 500cc정도 분비된다.

또 하나의 중요한 기능은 랑게르한스섬Langerhans Islets에 있는 세포에서 인슐린과 글루카곤이라는 호르몬을 혈액 내로 분비하는 내분비 기능이다. 이 두 호르몬은 당 조절에 관여하기 때문에 췌장에서 내분비 기능이 떨어지면 당뇨병이 생긴다.

담도란?

담도는 간세포에서 분비되는 담즙, 즉 쓸개즙이 배출되는 통로다. 하루에 500~1,000cc의 담즙이 간에서 만들어지는데, 이 담즙은 간세포와 연결된 간내 담도로 흐른다. 가는 담도들이 모여 간 내에서 큰 담도를 만들고, 좌측 간 내의 큰 담도와 우측 간 내의 큰 담도가 모여 간 밖에서 간외 담도를 만든다.

간에서 만들어진 담즙의 70% 정도는 일단 담낭에 모여 농축된다. 그러다가 식사를 하면 CCK 호르몬에 의해 담낭이 수축하면서 담낭에 농축되어 있던 담즙이 십이지장으로 흘러나온다. 즉 담도는 담즙이 흐르는 통로이고, 담낭은 담즙을 담아두고 농축하는 보관소 역할을 한다.

간에서 만들어진 담즙은 담도를 따라 그대로 흘러 내려오지 않는다. 간외 담도와 십이지장이 만나는 부위에 유두 모양의 근육으로 만들어진 괄약근Sphincter of Oddi(오디괄약근)이 있어 담즙의 흐름을 조절한다. 공복 시에는 담즙이 담낭에 농축된 채 저장되어 있고 오디괄약근이 수축해 담즙이 십이지장으로 내려오지 못한다. 그러나 식사 후에는 담낭이 수축하면서 담즙을 내보내고 오디괄약근이 이완되어 담즙이 십이지장으로 내려온다. 이 담즙 내에 있는 담즙산은 췌장 효소에 의해 분해된 지방을 흡수하는 장소인 소장으로 운반한다.

담즙은 어떤 일을 할까?

담즙은 두 가지 일을 한다. 첫째는 우리 몸에서 만들어지거나 혈액으로 흡수된 노폐물을 몸 밖으로 배출하는 일이다. 우리 몸에서 만들어지는 대표적인 노폐물은 적혈구가 분해되면서 만들어지는 빌리루빈과 콜레스테롤 등이며, 혈액으로 흡수된 노폐물은 중금속이나 약물로 인해 생긴 분해 산물이다. 노폐물은 대게 콩팥을 통해 소변으로 배출된다. 그러나 노폐물의 크기가 커져 콩팥에서 걸러지지 않으면 혈액에 남게 되는데, 이 노폐물이 담즙에 의해 간을 통해 담도로 배출된다.

둘째는 지방 소화에 도움을 주는 일이다. 담즙에 포함된 담즙산은 췌장의 소화 효소에 의해 잘게 부서진 지방을 소장까지 효과적으로 배달한다. 담즙이 직접 지방을 소화시키는 것이 아니라 담즙에 있는 담즙산이 지방을 흡수하는 기관인 소장까지 배달한 후 지방이 소화될 수 있게 돕는 것이다. 따라서 담즙의 분비가 원활하지 않으면 지방의 소화에 장애가 생길 수 있다. 그만큼 담즙의 역할은 매우 중요하다.

PANCREATIC CANCER

췌장암
완치 설명서

PART 1

췌장암
바로 알기

/

췌장암은 대표적인 난치성 암이다. 상당히 진행되기까지 증상이 거의 없는 데다 진단을 받았을 때 완치를 목표로 수술을 받을 수 있는 경우가 20% 미만이다. 수술 후에도 2년 생존율이 그 절반에 미치지 못한다. 전체 환자의 5년 생존율은 10% 내외다. 그러므로 조기 진단이 무엇보다 중요하다. 원인 모를 복통이 지속되고 갑자기 체중이 5~10% 이상 줄어든 경우, 췌장암 가족력이 있는 경우, 오랜 기간 잘 유지되어 오던 당뇨가 이유 없이 갑자기 조절되지 않을 경우 췌장암을 의심해야 한다.

췌장암이란?

일반적으로 췌장암이라 하면 췌장 상피암을 말하는데, 이는 췌장암의 90% 이상이 췌관에서 발생하기 때문이다. 서구에서 많이 걸리는 질환이지만 최근 국내에서도 발생 빈도가 꾸준히 증가하고 있다. 주로 발생하는 연령은 65~75세이며 이보다 더 젊은 나이에서도 발생 빈도가 늘고 있다. 여자보다 남자에게서 더 많이 발생한다. 조기에 쉽게 전이되며 항암제치료와 방사선치료에 잘 반응하지 않는다.

췌장암이란 무엇인가

췌장암은 췌장에서 발생하는 신생물을 말한다. 발생 장소에 따라 구분하면 90%가 췌관에서 발생하는 고형암인 췌장 상피암이고, 그 외 4%는 췌장 실질에서 발생하는 고형암(아씨나 세포 암종, 신경내분비암, 췌장모세포종 등)이다. 나머지 6%는 낭성 병변에서 기인한 암으로, 고형암보다 일반적으로 예후가 좋다. 따라서 일반적으로 췌장암이라고 하면 췌장 상피암을 말한다. 췌장 상피암은 3분의 2가 머리 부위에서 발생하고, 3분의 1이 몸통과 꼬리 부위에서 발생한다.

췌장암은 서구에서 흔히 발생하는 질환으로, 미국에서는 전체 암 중 4번째로 많은 암이다. 우리나라에서는 10년 전까지만 해도 전체 암의 10위권 밖에 머물렀으나 2002년부터 9위에 자리매김하더니 점차 발생 빈도가 꾸준히 증가하고 있다. 원인은 서구화된 식습관으로 생각된다. 주로 발생하는 연령은 65~75세이지만, 젊은 연령층에서 발생 빈도가 늘고 있다. 40세 미만에서 발견되는 경우는 매우 적으며, 여자보다 남자에게서 더 많이 발생한다.

암의 예후가 매우 불량해 암에 의한 사망률에서 전체 암 중 4위를 차지한다. 발생 빈도에 비해 사망률이 높은 편이다. 다른 고형암은 진단 및 치료 성과가 눈에 띄게 향상되는 반면 췌장암은 그렇지 못하다. 미국에서는 수년 내에 췌장암으로 사망하는 환자가 전체 암 사망 환자 중 폐암 다음으로 많아질 것으로 예측한다.

치료가 어려운 췌장암

최근 미국암학회는 지난 30년간 여러 암의 치료 성과 향상에 대한 조사를 진행했다. 진단과 치료 기술의 발전으로 대부분의 암은 치료 성과가 눈에 띄게 향상되었다. 그러나 췌장암은 치료 성과는 물론 생존율에서도 향상이 거의 없었다.

췌장암은 환자의 완치를 목표로 하는 수술이 20% 미만이고, 수술을 한다 해도 2년 생존율이 절반에 미치지 못한다는 보고가 많다. 그 결과 전체 췌장암 환자의 5년 생존율이 10%가 채 되지 않는다.

췌장암은 왜 치료가 어려울까? 가장 큰 원인은 암의 생물학적 특성이 나쁘기 때문이다. 다시 말해 암세포 자체가 생물학적으로 정상적인 세포나 조직과는 다른 특성을 갖고 있어, 자기 마음대로 자라고 퍼지기 때문에 치료가 어렵다. 게다가 췌장이 후복막 장기라는 점도 치료를 어렵게 한다. 위장관암은 내시경을 통해 병변을 직접 확인할 수 있지만, 췌장은 복막 뒤에 위치한 고형 장기라 병변을 조기에 쉽게 발견할 수 있는 검사 수단이 없다.

암 치료에 있어 가장 중요한 것은 조기 발견이다. 암을 조기에 발견하려면 암을 잘 일으키는 위험군Risk Group을 정확하게 정의해야 하고, 이들을 대상으로 조기 발견할 수 있는 진단 수단이 필요하다. 하지만 췌장암은 암 발생 위험군을 명확히 정의하기 쉽지 않고, 암 조기 진단을 위한 스크리닝Screening 영상검사나 혈액검사가 없어 실제 임상에서 조기에 병변을 발견하지 못하고 있다.

치료가 어려운 또 다른 원인은 췌장과 췌관의 크기가 작기 때문이다. 그래서 다른 장기와 달리 암의 크기가 작아도 치명적이다. 예를 들면 2cm의 암이 위나 대장에 있다면 조기암이거나 조기의 진행암일 가능성이 크다. 대부분의 위장관암은 관 내강을 덮고 있는 상피세포에서 발생하는데, 위나 대장의 크기에 비하면 2cm의 종양은 그리 큰 편이 아니다. 하지만 췌장암이 발생하는 췌관의 크기는 겨우 2mm 정도이고, 췌장 전체의 크기도 작다. 따라서 2cm 암은 췌장이나 췌관의 입장에서는 상당히 큰 암이다. 게다가 이 정도 크기라면 이미 췌장 주변에 분포한 큰 혈관까지 침범한 경우가 많다. 이때는 수술 역시 쉽지 않다.

췌장암 덩어리에는 섬유화 조직이 많아 항암제가 암조직에 잘 도달하지 못하고 방사선치료 효과도 떨어진다. 뿐만 아니라 췌장암은 다른 암에 비해 종양유전자 변이가 다양하고, 환자마다 암의 유전적 변이가 달라 효과적인 치료제를 개발하기가 쉽지 않다. 진단 당시에는 간이나 주위 임파선으로 전이된 것이 발견되지 않다가 수술로 암을 제거한 후 혹은 항암약물치료 중에 자라나 뒤늦게 발견되는 경우도 허다하다.

결국 췌장암은 전이가 잘 되는 암이라 치료가 어렵고, 생존율도 낮다. 수술을 못 한다면 항암약물치료나 방사선치료에라도 잘 반응해야 하는데 이마저도 그렇지 못한 것이 췌장암의 고약한 특징이다.

TIP ▶ 암의 생물학적인 특성

암은 정상적인 세포와 조직과는 생물학적으로 매우 다른 특성을 갖는다.

첫 번째, 암은 하나의 세포로부터 기원한다. 즉 하나의 세포가 여러 차례의 돌연변이를 거쳐 암세포로 변하는데, 이때 분열과 증식을 계속해 암으로 발전한다. 두 번째, 암은 정상적인 성장 조절을 받지 않는다. 보통 정상조직은 일정한 크기가 되면 더 이상 성장하지 않지만, 암세포는 계속 성장해 때에 따라서는 매우 큰 종괴를 형성한다. 세 번째, 암은 침윤성 성장을 한다. 이는 암이 성장하면서 주변의 정상조직을 파고들면서 자란다는 뜻으로, 암 주변의 큰 혈관이나 조직으로 침윤해 수술 시 절제를 어렵게 한다. 네 번째, 암은 미분화 상태라는 특성이 있다. 정상조직은 장기마다 고유의 조직학적 특성을 갖는데, 암은 그렇지 않다. 이를 '미분화'라고 하며 이러한 특성 때문에 조직검사를 해도 원발부위를 알 수 없는 때가 많다. 마지막 특징은 전이다. 전이란 직접 연결되지 않은 다른 조직으로 암이 번지는 것으로, 전이가 발견되면 말기 암으로 분류된다.

이러한 특성은 같은 종류의 암이라도 환자에 따라 차이가 있다. 그렇기 때문에 종양의 성장 속도와 전이 여부 그리고 방사선치료와 항암제치료의 효과가 환자마다 다르다.

췌장암, 그래도 극복할 수 있다

췌장암을 조기에 발견하려는 노력이 전 세계에서 진행 중이다. 그중 일본에서 췌장을 전문으로 하는 임상 의사들에 의해 많은 발전이 이루어지고 있다. 그들은 뚜렷한 췌장 종괴가 없더라도 췌장암이 주로 췌관에서 발생한다는 점에 착안해 췌관의 확장 혹은 미세암 주변에 있는 췌장 실질의 위축이나 지방변성 등을 실마리로 침습적 검사를 시행해 조기 병변을 많이 발견했다. 이러한 노력으로 췌장암의 5년 생존율이 기존 10% 내외에서 20% 이상으로 높아졌다는 임상 성과가 보고되고 있다.

고위험군 환자를 대상으로 내시경초음파나 MRI 등의 정밀한 영상검사를 시행하면 조기에 암을 발견할 수 있다. 무엇보다 암 초기에 환자를 걸러낼 수 있는 혈액검사, 즉 췌장암특이 혈청 종양표지자를 찾기 위한 많은 노력이 전 세계에서 경쟁적으로 연구되고 있어 조만간 임상에 적용될 수 있으리라 예측된다. 치료 약제의 경우 기존에는 젬시타빈이라는 한 가지 항암제에만 의존했지만, 최근에는 췌장암 환자의 생존율을 연장시키는 새로운 약제들이 많이 소개되어 수술이 불가능한 환자에게도 큰 희망이 되고 있다.

췌장암은 아직 매우 위험한 암인 건 맞지만 절망적인 암은 아니다. 앞으로 진단과 치료에서 지금의 한계를 뛰어넘는 여러 연구 결과들이 임상에 소개될 것이다. 환자와 의사 모두 희망을 갖고 꾸준히 치료에 임해야 하는 이유다.

조기 췌장암은 없을까?

대부분의 소화기암은 수술 절제로 완치를 기대할 수 있는 조기암을 정의해 환자의 치료 예후를 예측할 수 있지만, 췌장암은 아직 조기암의 정의가 없다. 일반적으로 조기 암은 5년 생존율이 80%를 상회하는 코호트Cohort(통계상의 인자를 공유하는 집단)로 정의한다. 하지만 췌장암은 좋은 치료 성과를 기대할 수 있는 조기 상태의 암을 쉽게 발견하지 못한다. 설사 조기 상태라고 생각한 병변도 치료 성과가 기대에 못 미치는 때가 많아 조기 췌장암으로 정의할 수 있는 정확한 췌장암군을 특정할 수 없는 것이 현실이다.

일본의 30년간 췌장암 환자의 생존 분석 결과를 보더라도 Stage 1a의 5년 생존율 은 68.7%에 지나지 않는다. 그러나 종양의 크기로 분석했을 때 1cm 이하의 병변을 갖는 환자의 5년 생존율은 80.4%로, 이들 환자군이 조기 췌장암으로 규정지을 수 있는 코호트로서의 가능성이 있다고 조심스럽게 주장되고 있다. 하지만 췌장질환을 전문으로 진료하는 의사들이 임상 현장에서 1cm 이하의 췌장암을 발견하는 일은 매우 드물다. 종괴 자체보다 종괴에 의해 늘어난 췌관이나 담도 등이 진단의 실마리가 되는 경우가 더 많다.

[조기 췌장암 환자의 내시경초음파 사진]

건강검진에서 췌관 확장으로 내원해 췌장암을 진단받아 수술을 진행한 사례

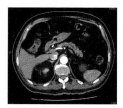 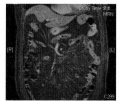 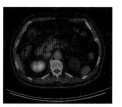

복부 CT : 췌관 확장 관찰   복부 MRI : 종괴가 명확하지 않음   PET-CT : 활성화가 명확하지 않음

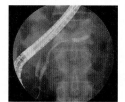 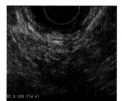 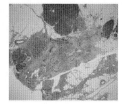

ERCP : 췌관 확장 관찰   EUS : 조직 검사상 췌장암 발견   수술 : 6x6mm 크기의 췌장암

췌장암을 일으키는 요인

췌장암을 일으키는 요인은 뚜렷하게 밝혀지지 않았다. 국내에서는 2000년대 들어서면서 발생률이 증가해 환경적 요인이 크게 작용하는 것으로 추정된다. 그렇다면 어떠한 환경적 요인이 우리 몸에서 췌장암을 발생시키는 것일까?

환경적 요인이 복합적으로 작용한다

췌장암은 조기 진단과 치료가 어려운 질병이다. 따라서 발암 과정에 영향을 주는 요인들을 피하고 정기적인 건강검진으로 조기에 발견하고자 하는 노력이 무엇보다 중요하다. 하지만 아직까지 췌장암이 발생하는 원인은 뚜렷하게 밝혀지지 않고 있다. 최근 국내에서 췌장암의 발생률이 증가하고 있는데, 여러 환경적 요인이 복합적으로 작용하는 것으로 보인다. 장기간의 흡연, 식생활의 서구화, 인구의 고령화 등이 췌장암 발생률 증가에 영향을 미치는 것으로 추정된다.

흡연

췌장암을 유발하는 가장 큰 환경적인 요인은 흡연이다. 췌장암 환자의 20~30%가 흡연이 원인이다. 현재까지 보고된 여러 연구 결과에 따르면 흡연자는 비흡연자보다 췌장암 발생 위험도가 2배가량 높고, 금연을 하더라도 비흡연자보다 췌장암 발생률이 1.5배가량 높다. 췌장암 발생 위험도는 흡연량이 많을수록, 흡연 기간이 길수록 증가한다.

하루 담배 1갑(20개비) 이상을 피는 흡연자는 1갑 미만을 피는 흡연자에 비해 췌장암 발생률이 1.5배가량 높다. 30년 이상 담배를 피운 흡연자도 30년 미만 흡연자보다 췌장암 발생률이 약 1.5배 높다. 물론 하루 1갑 미만, 30년 미만의 담배를 피운 흡연자들 역시 비흡연자보다 1.5~2배가량 췌장암 발생률이 높다고 알려져 있다.

담배는 니코틴을 포함하느냐 아니냐와 관련 없이 췌장암을 발생시키는 명확한 원인이다. 흡연자가 금연을 하더라도 금연 후 최소 20년까지는 췌장암 발생 위험도가 높다. 췌장암을 예방하고 싶다면 우선적으로 금연하는 것이 가장 중요하다.

비만

비만인 사람에서 췌장암 발생률이 증가한다는 몇몇 연구가 있으나 아직 단정 지을 순 없다. 비만한 사람에서의 췌장암 발생률이 정상 체중인 사람보다 1.2~3배 높으며, 체질량지수Body Mass Index, BMI의 수치가 증가할 때마다 췌장암 발생 위험도가 증가한다. 미국에서는 비만과 연관된 췌장암을 26.9%로 추정하고 있다. 체질량지수 증가에 따른 췌장암의 발생 위험도는 젊은 나이에 비만인 경우, 남자, 흡연력이 있을 때 더 증가한다. 아직 비만과 췌장암의 인과관계에 대해서는 논란이 있지만 매우 밀접한 연관이 있으며, 비만은 췌장암에 여러 가지로 불리하게 작용한다. 연령이 낮은 성인이 비만한 경우 비만하지 않은 사람보다 췌장암 발생 가능성이 높고 더 일찍 췌장암이 발생할 수 있다. 또 비만한 고령의 췌장암 환자가 비만하지 않은 췌장암 환자보다 생존율이 낮다.

지방이 많은 육류

환경적 요인 중에서도 특정 음식 또는 식습관이 췌장암 발생에 많은 영향을 미치는 것으로 추정된다. 그래서 그에 관한 연구가 많이 진행되고 있는데, 아직 췌장암 발생과 식습관과의 명확한 상관관계는 보고된 바 없다. 소고기나 양고기 또는 가공된 육류가 대장암과 직장암, 위암의 발생을 증가시키고 연관이 있다는 보고는 있지만, 아직 췌장암과의 상관관계는 확실치 않다.

최근 대규모로 진행된 메타 분석(기존 문헌을 분석하는 방법)에 따르면 소고기나 양고기를 섭취한 남자는 섭취하지 않은 남자보다 췌장암 발생 위험도가 1.29배 높았다. 단 여자는 관련이 없다. 또한 통계에 따르면 햄, 소시지와 같은 가공된 육류를 하루에 50g 이상 섭취했을 때 췌장암 발생률이 19% 증가했다. 가공된 육류에 포함된 아질산염과 N-나이트로소 복합물이 원인으로 추정된다. 하지만 아직 육류와 췌장암의 인과관계에 대해서는 명확히 밝혀진 바가 없어 앞으로 연구가 더 필요하다.

유전적 요인도 있다

췌장암은 유전 질환은 아니지만, 전체 췌장암의 약 4~10%가 유전성 췌장암이다. 가족성 췌장암 환자들의 유전자가 많이 연구되고 있지만 아직 특별한 유전자 이상은 발견되지 않았다. 유전성 췌장염, 본히펠린다우 증후군Von Hippel-Lindau Syndrome, 유전성 유방-난소암 등이 가족성 췌장암과 연관된 질환으로 알려져 있다.

직계 가족 가운데 50세 이전에 췌장암을 진단받은 사람이 한 명 이상 있거나, 나이와 상관없이 두 명 이상 췌장암 환자가 있다면 가족성 췌장암을 의심해볼 수 있다. 하지만 직계 가족 중 한 명이 췌장암 환자라고 해서 모두 가족성 췌장암을 걱정할 필요는 없다. 우리나라는 일촌이 췌장암 환자일 경우 가족성 췌장암은 3~6배 정도의 위험도를 가지며, 일생으로 봤을 때는 5% 정도의 위험도다. 이는 서양에서 췌장암 환자의 5~10%가 가족성 췌장암인 것에 비해 낮은 빈도이므로 안심해도 된다.

최근 유럽에서 혈족 중에 적어도 두 명 이상의 췌장암 가족력이 있는 성인을 대상으로, 췌장암을 잘 일으키는 유전자(CDKN2A, LKB1/STK11, BRCA1, BRCA2, PALB2, TP53, MLH1, MLH2, MSH6, ATM)의 생식 계열 변종Germ line mutation이 있는 사람과 그렇지 않은 사람을 10년 이상 추적 관찰했다. 연구 결과 전자에서는 10% 정도 췌장암이 발생했지만, 후자에서는 췌장암이 발생하지 않았다. 따라서 췌장암 가족력이 뚜렷한 경우 췌장암 생식 계열 변종검사를 통해 매년 췌장암 발생 가능성에 대한 영상학적 추적 검사를 할 것인지 말 것인지를 결정하는 것이 좋다.

췌장암과 관련 있는 질환

췌장암과 관련 있는 대표적인 질환은 급성 췌장염, 만성 췌장염, 당뇨병, 췌장 낭종 등이다. 이런 질환을 앓고 있다면 췌장암이 발생하지 않았는지 검사해봐야 한다. 검사에서 당장 췌장암이 발견되지 않더라도 매년 추적 관찰을 할 필요가 있다.

급성 췌장염

급성 췌장염은 여러 원인에 의해 췌장의 세엽세포가 파괴되어 염증이 발생하는 질환이다. 급성 췌장염을 일으키는 대표적인 원인은 음주와 담석증이다. 사실 급성 췌장염은 췌장암과 직접적인 연관은 없지만, 췌장암으로 인해 췌관이 막혀 급성 췌장염이 발생할 수 있다. 전체 췌장암 환자의 3~5%가 급성 췌장염의 증상으로 병원을 찾는다. 따라서 원인을 알 수 없는 급성 췌장염일 경우, 특히 담석이나 음주력 없이 환자가 고령일 때는 췌장암의 유무를 확인해야 한다.

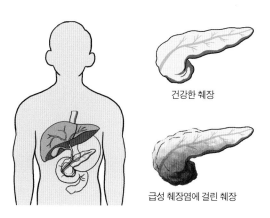

건강한 췌장

급성 췌장염에 걸린 췌장

만성 췌장염

만성 췌장염은 췌장에 지속적인 염증, 섬유화, 석회침착이 동반되어 췌장의 구조와 기능이 손상되는 질환이다. 원인의 60~70%가 만성적인 음주다. 만성 췌장염 환자를 5년 이상 추적 관찰한 결과 췌장암이 발생할 위험은 13~14배 높았으며, 10년마다 위험도는 2%씩 누적된다. 전체 만성 췌장염 환자의 약 3~5%에서 췌장암이 발생한다. 따라서 오랫동안 만성 췌장염을 앓고 있는 환자라면 지속적인 추적 검사를 받아야 한다.

당뇨병

당뇨병은 인슐린 분비가 제대로 되지 않거나 조직의 인슐린 저항성에 의해 만성 고혈당증을 보이며 여러 대사 이상을 수반하는 질환이다. 당뇨병과 암 발생에 대한 우리나라 국민건강보험 자료에 따르면, 10년 동안 추적 검사한 결과 공복 혈당이 증가하면 전체 암 발생이 증가했는데, 그중에서도 췌장암이 공복 혈당과 가장 큰 연관성을 보였다. 췌장암 환자의 약 40~65%가 당뇨병을 동반하며, 당뇨병을 앓고 있는 사람이 그렇지 않은 사람에 비해 1.82배 정도 췌장암 발생 확률이 높다. 당뇨병을 진단받고 2년 이내에 췌장암이 발생할 확률이 약 1%라는 서양의 보고도 있다.

당뇨병이 췌장암의 위험 인자라고 보고한 연구 결과들이 있긴 하지만 당뇨병이 췌장암의 위험 인자인지, 아니면 췌장암으로 인해 내분비 기능 장애가 오고 그 때문에 당뇨병이 생기는지에 대해서는 논란이 있다. 닭이 먼저냐 달걀이 먼저냐는 것인데, 그 기전에 관해서는 아직 명확히 밝혀진 것이 없다. 하지만 당뇨병과 췌장암은 밀접한 관련이 있으며 당뇨병의 발생이 췌장암 진단의 하나의 단서가 될 수 있다는 점은 확실하다. 췌장암 환자는 일반인보다 당뇨병의 발생 빈도가 높고, 당뇨병을 동반한 췌장암 환자 중 많은 환자가 췌장암을 진단받기 18~24개월 전에 이미 당뇨병을 진단받기 때문이다. 따라서 새롭게 당뇨병을 진단받은 환자는 췌장암이 같이 발생하지 않았는지 적극적으로 검사를 받아야 한다. 2~3년 동안 정기적인 추적 관찰도 필요하다.

단, 한 가지 주의할 점은 모든 당뇨병 환자가 췌장암의 위험이 있는 건 아니므로 당뇨병이 있다고 해서 과도하게 췌장암을 걱정할 필요는 없다. 당뇨병 환자가 일반인보다 췌장암 발생 빈도가 높다는 것일 뿐 당뇨병 환자가 반드시 췌장암으로 발전한다는 의미는 아니다. 따라서 당뇨병 환자에게 올바른 진료 지침을 권하려면 췌장암을 전공으로 하는 소화기내과 의사는 물론 당뇨병 환자를 치료하는 의사도 당뇨병 환자에서 췌장암을 의심해야 하는 상황을 잘 알고 있어야 한다.

TIP 당뇨병이 있는 경우 언제 췌장암을 의심해야 할까?

60세 이상의 고령인데 당뇨병이 발생했다면 췌장암 관련 검진을 정기적으로 받아야 한다. 한 연구에 따르면 당뇨병 가족력이 없는 65세 이상에서 당뇨병을 진단받고 2kg 이상 체중이 감소하거나, BMI(체중(kg)/신장의 제곱(m^2))가 25 미만으로 비만이 아닌데 당뇨병이 발생한 경우 췌장암에 걸릴 확률은 2.5% 정도 된다. 즉 40명 중 한 명을 췌장암으로 의심할 수 있다.

또 오랜 기간 당뇨병을 앓고 있는 환자인데 감염이나 신체적·정신적 스트레스와 같은 특별한 이유 없이 혈당이 조절되지 않거나 단기간 체중이 급격하게 감소한다면 췌장암을 의심해볼 수 있다.

췌장 낭종

건강검진 후 췌담도 문제로 강남세브란스병원 췌담도암클리닉에 가장 많이 의뢰하는 췌장질환은 췌장의 낭종이다. 췌담도에 문제가 생긴 환자를 MRI나 CT 등으로 검진했을 때 2.4~14%에서 췌장의 낭종이 발견되는데, 전 인구로 따지면 1% 정도다. 다른 장기에 생긴 낭성 질환은 대부분 안심하고 경과를 관찰하는 경우가 많은 데 반해 췌장의 낭종은 그 일부가 전암 병변일 가능성이 커 추적 관찰이 필요하다. 연구에 의하면 낭종이 없는 군은 췌장암 발병 빈도가 인구 10만 명당 13.9명인데, 낭종이 있는 군은 35.6명으로 발생 빈도가 높다.

췌장 낭종은 암으로 발전할 수 있는 암성 낭종과 암과 관련 없는 낭종으로 구분된다. 암성 낭종이 전체 췌장 낭종의 15%를 차지하는데, 암성 낭종이라고 해서 모두 암으로 진행하는 것은 아니다. 대표적인 암성 낭종에는 점액성 낭종과 관내 유두상 점액 분비 낭종이 있다. 장액성 낭종도 암성 낭종으로 분류되지만, 실제 암으로 진행하는 경우는 극히 드물다. 문제가 되는 것은 점액성 낭종과 관내 유두상 점액 분비 낭종이다. 미국소화기학회는 전체 췌장 낭종의 0.01% 미만만 암으로 진행될 위험이 있으며, 낭종의 크기가 2cm 이상일 때 위험도가 0.21% 증가한다고 보고한 바 있다.

일부 췌장 낭종이 암으로 진전한다 하더라도 대부분은 수년에 걸쳐 진행한다. 낭종이 암으로 진행할 경우 과정 중에 낭종의 형태학적 변화와 췌관의 확장 등 여러 소견이 나타난다. 이런 변화가 나타나면 수술 절제를 고려해야 한다. 하지만 췌장 절제 수술은 다른 수술에 비해 환자와 의사 모두에게 부담이 된다. 따라서 췌장 낭종의 절제술은 추적 관찰한 영상 소견과 임상 소견을 토대로 적절한 시기를 찾아 시행해야 한다. 즉 필요 없는 수술을 해선 안 되지만, 치료 시기를 놓쳐 암으로 진행되는 일도 막아야 한다. 이를 위해 췌장 낭종을 어떻게 추적 관찰하고 치료해야 하는지 많은 환자의 증례를 바탕으로 훌륭한 가이드라인이 제시되어 있다. 췌장 낭종 환자가 전문가의 진료 의견을 잘 따라야 하는 이유다.

[장액성 낭종 신생물]

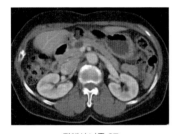 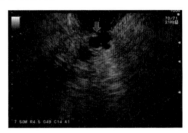

장액성 낭종 CT   장액성 낭종 내시경초음파

[점액성 낭종 신생물]
고형 성분(노란색 화살표)이 발견되어 수술 진행

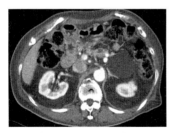 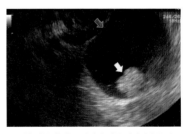

고형 성분이 있는 점액성 낭종 CT   고형 성분이 있는 점액성 낭종 내시경초음파

[관내 유두상 점액 분비 낭종 신생물(분지형)]

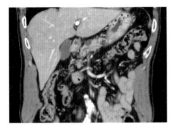

관내 유두상 점액 분비 낭종(분지형) CT

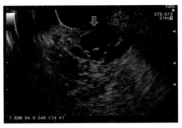

관내 유두상 점액 분비 낭종(분지형) 내시경초음파

[관내 유두상 점액 분비 낭종 신생물(주췌관형)]

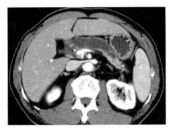

관내 유두상 점액 분비 낭종(주췌관형) CT

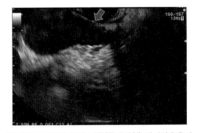

관내 유두상 점액 분비 낭종(주췌관형) 내시경초음파

[암성 낭종의 수술 후 조직]

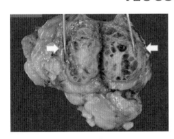

장액성 낭종

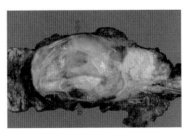

점액성 낭종

암성 낭종의 진단

암성 낭종은 시간이 지남에 따라 암으로 변할 수 있는 낭종을 의미한다. 암성 낭종이 진단되면 영상학적으로 낭종의 종류를 감별해 치료 방침을 결정하는 것이 원칙이다. 하지만 실제 임상에서는 비암성 낭종과 암성 낭종을 감별하는 것은 물론 암성 낭종의 종류를 감별하는 것조차 쉽지 않다. 그래서 수술 후 조직검사 결과가 수술 전 영상검사 진단 결과와 다른 경우가 많다. 또한 위대장의 병변처럼 내시경을 이용해 직접 조직검사를 할 수 있는 병변이 아니기 때문에 수술 전에 정확한 진단을 내리기가 어렵다. 이를 극복하기 위해 내시경초음파를 이용해 낭종액을 흡인해 액체의 성상을 확인하거나 종양표지자 등의 검사를 하지만, 이 역시 특이도와 민감도가 떨어져 확진 검사로 자리 잡지 못했다. 이러한 이유로 여러 영상검사를 동원해 낭종을 진단해야 하며, 진단 당시 수술이 필요하지 않는 환자라도 추적 관찰을 통해 낭종의 크기나 모양의 변화를 확인해야 한다. 특히 분지형의 관내 유두상 점액 분비 낭종이나 점액성 낭종 환자는 전문가에게 정기적으로 관리를 받아야 한다.

낭종 진단 후 추적 관찰

추적 관찰의 방법은 의심되는 낭종의 종류와 진단 당시의 낭종 형태에 따라 달라진다. 첫 진단 후에는 6개월 간격으로 복부초음파나 내시경초음파를 주로 한다. 낭종으로 진단했는데 이것이 암성 낭종이 아니라는 확신이 없을 경우 첫 2~3년은 내시경초음파와 복부 CT 혹은 MRI를 번갈아 가며 검사한다. 검사 간격은 진단 당시 낭종의 크기와 모양 그리고 자라는 속도에 따라 결정된다. 만약 낭종이 빠른 속도로 커진다면 3~6개월 정도의 짧은 간격으로 추적 관찰을 한 뒤 수술 여부를 판단해야 한다. 하지만 이 기간에 종양의 크기와 모양에 변화가 없다면 이후에는 1년 간격으로 검사한다. 낭종이 작고 수년간 변화가 없다면 추적 관찰을 중단할 수도 있다.

췌장 수술은 수술 후 합병증이나 당뇨병 등의 문제가 발생하기 때문에 신중하게 결정해야 한다. 꼭 해야 하는 상황이 아니라면 수술을 하지 않고 추적 관찰하는 편이 좋다.

점액성 낭종의 수술

수술을 해야 하는 암성 낭종으로, 점액성 낭종의 70~90%는 췌장의 꼬리나 몸통에서 발생한다. 주로 젊은 여성에게서 많이 발병되며, 10~39% 정도가 악성 종양으로 진행한다. 점액성 낭종이 의심되더라도 크기가 작으면 악성으로 진행되는 경우는 드물다. 이때는 수술을 할 필요가 없다. 반대로 낭종의 크기가 4cm 이상이고 낭종 내벽에 결절 혹은 격벽이 있으며 낭종벽의 석회화가 발견되면 악성화로 진행될 가능성이 높으므로 수술을 해야 한다. 그러나 대부분 췌장 꼬리에 호발하기 때문에 수술에 따른 부담이 적다.

관내 유두상 점액 분비 낭종의 수술

관내 유두상 점액 분비 낭종은 병변의 위치에 따라 췌장 분지 췌관에 생기는 가지관형 낭종Branch Type과 주췌관에 발생하는 주췌관형 낭종Main Duct Type으로 분류된다. 가지관형 낭종은 악성화할 가능성이 11~30% 정도이고, 주췌관형은 36~100%로 매우 높다. 따라서 주췌관형 낭종은 발견 즉시 수술한다.

가지관형 낭종은 췌장의 주된 췌관(주췌관)이 아니라 췌장 2차분지 이하 부위에서 발생하는데, 점액을 분비해 췌장 실질 안에 낭성 병변을 형성한다. 따라서 점액성 낭종과는 달리 낭종과 주췌관이 연결되어 있다. 이 병변은 주췌관형 낭종보다 악성화 경향이 덜해 전체 환자의 20% 미만에서 암으로 진행한다. 가지관형은 발생하는 장소가 췌장의 머리 쪽이 많기 때문에 췌장의 몸통이나 꼬리에 생기는 것보다 수술 범위가 넓다. 따라서 외과 수술에 부담이 있는 질환을 갖고 있거나 초고령 환자는 수술 시기를 신중히 따져야 한다.

가지관형 낭종은 병변 중 일부만 암으로 진행하므로 정기적으로 추적 관찰을 한다. 혹여 암으로 진행하더라도 상당히 오랜 시간이 걸리기 때문

[가지관형 관내 유두상 점액 분비 낭종의 수술 적응증]

췌장 물혹의 근심 소견	고위험 성혼
3cm≤낭종 크기	췌장 두부 낭종이 황달을 유발하는 경우
낭종 내 5mm 이하 조영증강되는 결절	낭종 내 5mm 이상 조영증강되는 결절
조영되며 비후된 낭종벽	주췌관 직경이 10mm 이상
주췌관 직경 5~9mm	
췌장 미부 실질의 위축을 동반한 주췌관 직경의 급작스러운 변화	
임파절 종대	
2년간 5mm 이상의 낭종 크기 증가	

에 췌장 물혹의 근심 소견과 고위험 성흔이 나타나는지 살핀 후 이를 토대로 낭종의 추적 관찰 간격이나 치료 여부를 전문가와 상의하면 된다. 만약 근심 소견이 있으면 전문가의 정기적인 관찰이 필요하며, 고위험 성흔 중 하나라도 관찰된다면 수술을 해야 한다.

관내 유두상 점액 분비 낭종을 절제하는 수술을 받은 환자 중 20%는 수술 후에도 재발할 수 있다. 심지어 남아 있는 췌장에 췌장암이 발생할 수도 있다. 따라서 수술 후에도 재발의 위험이 없는지 췌장을 꾸준히 추적 관찰해야 한다.

췌장의 낭종은 암으로 진행할 위험이 있는 전암 병변임에도 불구하고 조직검사 등의 확진이 쉽지 않다. 따라서 영상검사와 추적 관찰을 통해 진단하고 치료 방법을 결정해야 한다. 그래서 췌장 낭종의 관리는 전문가의 손길이 무엇보다 필요하다.

TIP 췌장 낭종은 수술 이외의 다른 치료 방법이 없을까?

치료 대상이 되면 낭종을 포함한 췌장 절제가 원칙이지만 다른 방법도 있다. 낭종만 벗겨내는 수술이나 낭종에 무수 알코올과 항암제를 투입해 말리는 방법 등이다. 하지만 이들 치료의 효과와 안전성에 관한 임상 자료가 더 축적되어야 이 방법들을 안심하고 시행할 수 있다. 현재는 수술 부담이 큰 초고령의 환자에게만 이러한 덜 침습적(수술적 치료는 대부분 침습적이며 이와 반대로 비수술적인 치료를 비침습적이라고 한다)인 수술이나 약물로 말리는 방법 등을 제한적으로 시도하고 있다.

알코올과 항암제를 낭종에 주입해 낭종을 감싸고 있는 점막을 화학적으로 파괴하는 방법이 일부 기관에서 시행되고 있다. 하지만 이 방법은 보편화된 치료법이 아니다. 안전성이나 효과가 아직 충분히 검증되지 않았기 때문에 시술에 사용된 약제가 췌장 실질에 영향을 미쳐 심각한 췌장염을 유발할 수 있다. 또 시술 후 불완전한 치료로 추가 수술을 해야 할 경우 이전에 주입된 약제에 의해 초래된 심한 유착 때문에 수술에 큰 어려움을 겪을 수 있다.

낭종 기술에 사용되는 용어

· **결절** : 고형의 조직으로, 액체성의 낭종 내에서 악성화되는 것을 의미한다.
   (사진에서 노란색 화살표가 가리키는 부분)

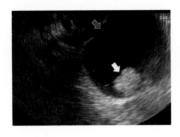 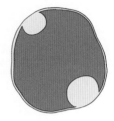

· **격벽** : 낭종 내에서 칸막이 구실을 하는 얇은 막 모양의 구조인 격막을 의미한다.

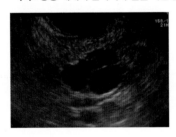 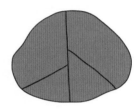

· **석회화** : 석회변성으로, 석회성 물질이 낭종 내에 침착하는 현상이다.

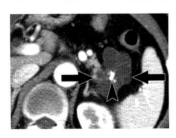 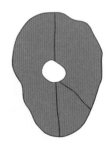

'혁신의 아이콘'이자 '현대의 레오나르도 다빈치'라는 찬사를 들었던 스티브 잡스가 2011년 10월 췌장 종양으로 56세의 나이에 사망했다. 잡스의 진료 기록을 볼 수는 없지만, 내외신 기사를 종합하면 진단과 치료 과정은 대략 이렇다.

잡스는 2003년 10월에 췌장 종양을 진단받았다. 2004년 7월, 췌장암 환자에게 가장 많이 시행하는 췌두부 절제술을 받았다. 수술 후 다시 컴퓨터 업계에서 활동적으로 일을 했지만 2009년 4월 간으로 전이가 되어 치료를 위해 간 이식 수술을 받았고, 수술 후 2년 6개월 만에 사망했다.

우선 잡스의 췌장 종양을 살펴보면 우리가 흔히 췌장암이라고 부르는 종양은 아니다. 물론 두 번의 큰 수술을 받았고 재발했지만, 통상의 췌장암보다 매우 예후가 좋아 진단 후 비교적 오랜 기간 생존할 수 있는 종류의 췌장암이다. 잡스의 췌장 종양은 췌장 상피세포에서 발견되는 선암이 아니라 신경내분비 종양 중 가장 흔한 아일렛 세포 신경내분비 종양이다.

잡스라면 충분히 현대 의학이 허락하는 선에서 최선의 치료를 받을 수 있었을 것이다. 하지만 2003년 10월 췌장 종양을 진단받고 조직검사로 신경내분비 종양이 확진되었는데도 즉시 수술을 받지 않았다. 잡스는 의사의 조언을 따르지 않고 대체 의학에 매달렸다. 수술이 9개월이나 지체된 것이 췌장암 전문 의사의 입장에서 가장 안타까운 점이다.

또 간으로 전이된 췌장 신경내분비 종양의 치료법으로 잡스와 그의 의료진이 선택한 간 이식은 아직 완벽한 치료법이 아니다. 게다가 간 이식 후 면역 억제 치료를 받은 것이 오히려 종양의 진행을 앞당겼을 가능성이 크다.

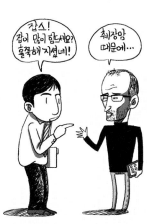

신경내분비 종양은 일반적인 췌장암보다 예후가 좋고 수술로 절제하면 완치율이 높다. 그렇기에 잡스가 처음 진단을 받았을 때 의사의 권유대로 바로 수술에 응했다면 결과는 완전히 달라졌을지도 모른다.

췌장암에는 여러 종류가 있다. 상피세포에서 유래하는 췌장암이 대표적이며 이외에 여러 종양이 있다. 암성 낭종처럼 악성으로 진행되는 양성 종양이 있고, 신경내분비 종양Neuroendocrine Tumor, 아씨나 세포 종양Acinar Cell Tumor 등과 같이 비교적 예후가 좋은 종양도 있다.

췌장의 신경내분비 종양은 전체 췌장 종양의 1% 미만이고, 동양인보다 서양인에게 더 많이 생긴다. 종류로는 혈당을 조절하는 인슐린을 과다하게 생산하는 인슐린종Insulinoma, 가스트린을 과잉 생산해 난치성 소화궤양을 일으키는 가스트린종Gastrinoma, 그 외에 글루카곤종Glucagonoma, 소마토스타틴종Somatostatinoma, VIP종VIPoma이 있다. 신경내분비 종양은 주로 췌장의 내분비세포와 신경조직에서 발생하는데 호르몬을 분비하는 종양(기능성 신경내분비 종양)과 그렇지 않은 종양(비기능성 신경내분비 종양)이 반반 정도 된다.

기능성 신경내분비 종양은 호르몬 이상 분비에 따른 특징적인 증상이나 합병증이 있어 조기에 진단된다. 반면 호르몬을 분비하지 않는 비기능성 신경내분비 종양은 특징적인 임상 양상이나 호르몬의 비정상적인 분비를 동반하지 않아 발병에서 진단까지 오랜 시간이 걸린다. 종종 CT나 초음파를 시행하다가 덩어리의 형태로 우연히 발견된다.

췌장의 비기능성 신경내분비 종양은 증상이 있더라도 복통, 체중 감소, 소화불량 등이라 조기 진단이 어렵다. 뿐만 아니라 영상학적으로 췌장암과 잘 구별되지 않는다. 다행히 선암에 비해 암의 진행 속도가 느리고 전이가 적어 순한 암으로 평가받는다.

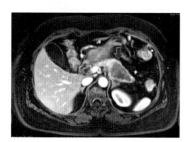

상피세포에서 유래한 췌장암

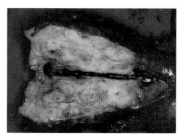

상피세포에서 유래한 췌장암의 수술 후 사진

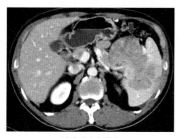

신경내분비 종양

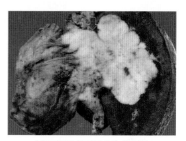

신경내분비 종양의 수술 후 사진

PART 2

췌장암
진단하기

/

췌장암은 다른 암에 비해 유병률이 낮고 진행이 빠르기 때문에 조기 진단이 어렵다. 유전성 췌장암의 경우 조기 검진을 시도하지만 우리나라는 유전성 췌장암의 빈도가 매우 낮아 정기검진을 통한 진단은 실효성이 떨어진다. 하지만 복통, 체중 감소, 황달, 당뇨병 등 증상들이 나타난다면 방치하지 말고 적극적으로 췌장암을 의심하고 검사를 받아야 한다.

조기 진단이 어렵다

대개 사람들은 통증이 느껴지거나 몸에 이상이 있을 때 병원을 찾는다. 하지만 그때는 이미 암이 어느 정도 진행된 상태로, 완치를 기대하기 어렵다. 사실 췌장암은 다른 검사나 정기검진으로 우연히 발견되는 경우가 드물다. 때문에 췌장암에 대한 기본적인 지식을 숙지하고 평소 몸 상태를 잘 관찰해야 한다.

췌장암은 초기에 증상이 없다

대부분의 암은 초기에 증상이 없다. 그중에서도 췌장암이 으뜸이다. 종괴가 커져 통증이나 황달 증상이 나타났다면 어느 정도 암이 진행되었다고 보면 된다. 췌장암의 대표적인 증상은 식사와 무관한 복통, 소변색이 변하는 황달, 현저한 체중 감소 등이다.

사례 1

65세 남자가 복통으로 소화기내과를 방문해 위·대장 내시경검사를 했다. 검사 결과는 정상이었다. 추가로 실시한 복부초음파에서도 이상이 없어 기능성 소화불량 약을 처방받았다. 그렇게 두 달이 지나자 황달이 생겨 병원을 찾았다. 이번에는 복부 CT 검사를 시행했는데, 췌장 머리에 암이 생겼다는 진단을 받았다.

사례 2

56세 여자 환자가 지속되는 상복부 통증으로 병원을 찾았다. 상부내시경과 복부초음파를 시행했지만 특별한 병은 발견되지 않았다. 얼마 지나지 않아 통증이 등으로 뻗쳐 동네 재활의학과에서 물리치료를 받았고, 우울증이 의심된다는 말에 신경정신과 약도 복용했다. 그러던 중 체중이 감소하고 당뇨병이 발병해 다시 병원에서 정밀 검사를 받았는데, 췌장 몸통에서 3cm 크기의 암이 발견되었다.

위의 사례처럼 췌장암은 환자는 물론 의사도 처음부터 췌장암을 의심하지 않으면 진단을 내리는 데 어려움을 겪는다. 복부초음파가 췌장암을 진단하는 완벽한 검사가 아니며, 복통의 원인으로 췌장암보다 위염이나 위십이지장궤양, 또는 과민성 대장염 등을 먼저 생각하기 때문이다. 심지어 의사가 진단을 내리지 못해 환자가 등으로 방사되는 통증을 치료하기 위해 정형외과나 재활의학과, 신경정신과 등을 전전하다가 뒤늦게 췌장암이 진행된 상태에서 발견되는 안타까운 경우도 적지 않다. 이는 췌장암의 발병 빈도가 드물어 일선의 많은 의사가 처음부터 췌장암을 의심하지 않기 때문이다. 따라서 눈에 띄게 체중이 감소하거나 새로이 당뇨병을 진단받거나 췌장염의 소견이 있다면 전문의를 찾아 췌장암 의심 하에 적극적인 검사를 받아야 한다. 복부 CT나 MRI 혹은 내시경초음파를 시행하면 비교적 확실히 췌장질환의 유무를 확인할 수 있다.

대표적인 증상

통증

췌장암의 가장 흔한 증상이다. 종괴가 커지면 췌장을 싸고 있는 얇은 막에 분포하는 신경이 늘어나기 때문에 통증이 생긴다. 췌장 바로 뒤에 척추가 있어 환자가 위를 보고 똑바로 누우면 췌장 종괴가 척추에 눌려 신경이 늘어나 통증이 발생한다. 그래서 대부분의 환자가 통증을 줄이기 위해 바로 눕지 않고 새우처럼 등을 구부린 채 옆으로 눕는다. 또 많은 환자들이

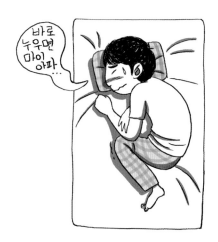

통증의 부위가 상복부임에도 불구하고 등으로 통증을 느낀다. 이런 이유로 정형외과나 재활의학과를 찾아다니다가 췌장암 진단이 늦어지고 치료 시기를 놓친다.

식사 여부와 상관없이 통증이 있으면서 소화가 잘되지 않는 경우, 상복부 통증이 있는데 위·대장 내시경에서는 어떤 병도 발견하지 못하는 경우, 상복부 통증으로 위장약을 복용하는데 통증이 줄어들지 않는 경우라면 한 번쯤 췌장암을 의심해봐야 한다.

황달

통증 다음으로 흔한 증상이다. 담도는 췌장 머리를 뚫고 지나가는데 췌장 머리에 암이 생기면 암이 담도를 눌러 담즙이 원활하게 분비되지 않아 황달이 생긴다. 특히 췌장암의 3분의 2 정도가 췌장 머리에 생기기 때문에 황달이 흔히 나타난다. 그런데 황달은 의외로 본인이 잘 알아채지 못한다.

TIP **췌장암은 등도 아프다?**

췌장암의 특징 중 하나가 바로 복통과 함께 등 통증이 동반되는 것이다. 등이 아픈 기전은 이렇다. 췌장은 위 뒤에 위치하는 후복막 장기이고, 췌장 바로 뒤에 우리 몸을 지탱해주는 척추가 있다. 췌장에 암이 발생해 종괴가 커지면 췌장을 감싸고 있는 췌장막에 분포하는 신경이 늘어나 통증이 발생한다. 즉, 신경의 신전이 내장 신경통의 원인이 되는 것이다. 따라서 위를 보고 똑바로 누우면 신경의 신전이 조장되어 통증이 더 심해지기 때문에 환자들은 통증을 줄이기 위해 자연스럽게 새우등 모양의 자세를 취한다. 이는 췌장암뿐 아니라 췌장이 부으면서 커지는 급성 췌장염일 때도 마찬가지다. 하지만 이런 통증은 종괴가 상당히 커진 상태일 때 나타나는 증상이다. 즉 체중 감소와 복통 등 췌장암일 때 나타나는 공통적인 증상 없이 처음부터 등이 아픈 경우는 거의 없다. 따라서 등이 아프다고 무조건 췌장암을 의심할 필요는 없다.

주변 사람들이 눈의 흰자가 노랗다고 말을 하면 그때 병원을 찾아 황달을 발견하는 사례가 많다. 또는 소변색이 점차 진해져 갈색이나 붉은색을 띨 때 병원을 찾는다.

황달은 간이 나빠지면서 발생할 수도 있지만, 췌장암일 때 나타나는 황달은 대부분 종괴가 담도의 담즙 흐름을 막아 발생하는 폐쇄성 황달이다. 적혈구가 수명을 다하면 비장에서 분해되어 적혈구 안의 빌리루빈이라는 색소가 간을 통해 담즙으로 배설된다. 이때 담도가 막히면 담즙의 빌리루빈이 혈액으로 역류해 혈액 속에 빌리루빈의 양이 과잉된다. 그러면 눈의 흰자나 피부에 침착되고 일부는 소변으로 배출된다. 이것이 폐쇄성 황달의 기전이다. 가끔 이런 증상 없이 손바닥이 노랗다고 병원을 찾는 환자가 있는데, 이때는 황달이 아니다.

황달과 함께 열이 나거나 오한이 동반될 때가 있는데, 이는 췌장암에 의한 증상이 아니라 담석에 의해 담도가 막히고 염증이 생기는 담관염 증상이다. 담석으로 인해 나타나는 황달은 췌장암일 때 나타나는 황달보다 황달의 정도가 약하다.

체중 감소

복통, 황달과 함께 나타나는 증상이 체중 감소다. 1~2kg 정도 감소하는 것이 아니라 현저히 체중이 줄어든다. 췌장암이 전형적인 소모성 질환이기 때문이다. 대개 3~4개월 동안 자기 체중의 10% 정도가 줄어든다. 체중이 감소하는 원인을 찾다가 우연히 당뇨병을 진단받고 이를 치료하느라 췌장암 진단이 늦어지는 경우도 많다.

췌장암을 제때 진단하려면 이런 증상을 의심하라!

증상이 나타난다면 초기 단계라고 할 수 없지만, 췌장암을 조기에 발견하려면 의사와 환자가 객관적이고 확실한 증상들을 간과하지 않아야 한다.

일반적으로 복통이 있을 때 사람들은 위나 대장질환 때문에 복통이 발생한다고 생각한다. 하지만 위·대장 내시경상으로 아무런 이상이 없고, 위장약을 먹거나 과민성 대장 증후군 등의 치료를 받아도 증상이 나아지지 않으면 췌장암 검사를 받을 필요가 있다.

복통의 성질과 상태도 면밀히 관찰해야 한다. 몸의 자세에 따라 통증이 악화되거나 완화되고, 등으로 통증이 느껴진다면 췌장암이 원인일 가능성이 높다. 또 대부분 식후에 통증이 더 심해지는데 그 통증으로 인해 식사량도 줄어든다. 간혹 종괴가 췌장액의 흐름을 막아 췌장염을 일으키기도 한다. 이때 췌장염으로 오진하기도 하는데, 환자가 고령일 경우 급성 췌장염을 일으킬 만한 원인을 유심히 살펴봐야 한다. 예를 들어 음주나 담도 결석 등이 없는데 췌장염이 생겼다면 그 원인이 췌장암 때문인지 확인할 필요가 있다. 게다가 체중 감소, 황달 등의 증상이 동반된다면 더욱더 췌장암을 의심해야 한다.

가장 중요한 증상은 고령의 환자에게서 당뇨병이 발견될 때다. 대부분 당뇨병은 40~50대 이전에 발현한다. 하지만 가족력도 없이 이보다 고령의 나이에 당뇨병이 발현한다면 췌장암을 한 번쯤 의심해야 한다. 고령의 췌장암 환자들을 대상으로 조사한 결과, 환자의 70%가 당뇨병을 진단받고 2년 내에 췌장암 진단을 받았다. 따라서 고령의 나이에 이유 없이 췌장염과 당뇨병이 생겼다면 췌장암을 의심할 수 있는 충분한 단서가 된다.

췌장암을 조기에 발견할 수 있는 특별한 방법은 없을까?

일본은 오래전부터 일본췌장암조기진단연구회를 조직해 학술 활동을 했다. 오노미치라는 소도시에서 케이지 하나다 박사가 지역의료연대를 기반으로 시작했으며, 현재는 전국의 수십 개 기관이 참여해 매우 활발한 활동을 하고 있다. 이 영향으로 일본은 1cm 미만의 췌장암을 발견하는 데 관심을 가지면서 상피 내 암종을 포함한 췌장암 조기 발견의 증례 수가 빠르게 늘고 있다. 환자들의 예후가 매우 좋지만, 이러한 결과를 얻기 위해서는 두 가지가 필요하다. 고가의 검사를 통해 많은 양성 환자를 배제해야 한다는 것과 확진을 위해 SPACESerial Pancreatic Juice Aspiration Cytological Examination라는 침습적인 검사를 해야 한다는 것이다.

사실 서구뿐 아니라 한국이 일본과 똑같은 시도를 할 수 없는 이유도 이 두 가지 때문이다. 하지만 이제는 우리도 1cm 이하의 작은 췌장암 발견을 위해 적극적인 관심과 노력이 필요하다. 예를 들면 고령의 당뇨 발병 환자와 같은 고위험군 환자를 추적하는 관리 시스템을 개발하는 식이다. 또 검진에서 발견되는 주췌관 확장이나 국소적인 췌장 실질의 위축, 지방 침윤과 같은 영상 소견을 보이는 환자를 대상으로 적극적인 관리를 하면 췌장암의 조기 발견을 도모할 수 있다. 뿐만 아니라 췌장암을 조기에 발견할 수 있는 스크리닝 마커Screening Marker를 개발하면 큰 의미가 있으리라 생각한다.

[SPACE 검사]

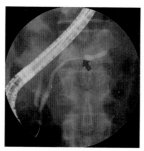

작은 췌장암 때문에
좁아진 췌관 부위 관찰

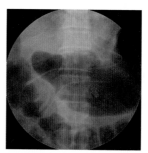

좁아진 췌관을 지난 후
배액관을 삽입해 췌관액 수집

췌장암 진단 검사

췌장암이 의심될 때 시행하는 검사로는 복부초음파, 전산화단층촬영, 자기공명영상, 내시경적 역행성 담체관조영술, 내시경초음파, 양전자방출단층촬영이 있다. 하지만 아직 췌장암을 진단하기 위한 암특이 종양표지자는 없다. 지금부터 진단 검사들의 특징을 살펴보자.

복부초음파 Abdominal Ultrasound, US

복부초음파는 췌장을 비롯한 복부 장기들(간, 담낭, 비장, 콩팥 등)의 이상 유무를 진단하는 선별 검사다. 일반적으로 복부에 이상 증상을 호소할 때 시행한다. 복부초음파는 간편하고 실시간으로 정보를 얻을 수 있으며 인체에 해가 없다. 하지만 췌장은 복벽 뒤쪽에 위치한 장기이기 때문에 장내에 가스가 차거나 비만하면 초음파 영상이 정확하게 나타나지 않는다. 따라서 복부초음파만으로는 췌장암을 진단하는 데 한계가 있다.

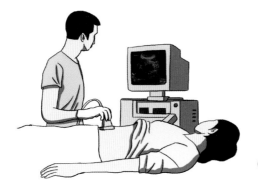

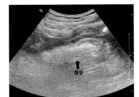

복부초음파 영상
(장내 가스로 췌장이 정확히 보이지 않음)

전산화단층촬영 Computed Tomography, CT

검출기가 인체 주위를 360도 돌아가면서 X-선을 투사해 얻은 정보를 모아 단면 영상으로 보여주는 촬영법이다. 전산화단층촬영은 췌장을 단면적으로 촬영하기 때문에 췌장 실질, 췌관, 주변 장기 및 혈관에 관한 전체적인 정보를 얻을 수 있다. 특히 췌장암이 복강 내 혈관에 침범했는지 판별할 수

[전산화단층촬영]

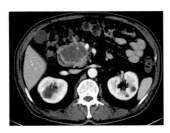

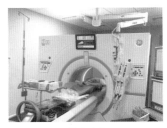

전산화단층촬영상 췌두부에 보이는 췌장암   촬영 장면

있어 낭성 종양을 수술로 절제 가능할지 그 여부를 감별하는 데 도움을 준다. 그러나 췌장암의 크기가 10mm 이하일 경우 전산화단층촬영의 단면에 촬영되지 않아 췌장암을 발견하기 어렵다는 단점이 있다. 촬영하는 단면의 화질이 좋지 않을 때도 감별이 어렵다.

자기공명영상 Magnetic Resonance Imaging, MRI

자장을 발생하는 커다란 자석통에서 고주파를 발생시켜 각 조직에서 나오는 신호의 차이를 이용해 인체를 촬영하는 검사다. 전산화단층촬영보다 해상도가 뛰어나 췌장 조직, 췌장암의 위치, 췌장 및 담도 그리고 혈관의 분포를 보다 정밀히 알 수 있다. 또한 여러 가지 조영증강 방법을 이용해 췌장암의 특성과 모양을 구별할 수 있어 췌장암을 정확히 파악하고 확인하는 데 도움을 준다.

자기공명영상에서 담도와 췌관의 모양을 알 수 있는 검사는 자기공명담췌관조영술 Magnetic Resonance Cholangiopancreatography, MRCP 이다. 췌장암이 췌장의 머리에서 발생하면 췌관과 담도가 확장될 수 있는데, 이때 자기공명담췌관조영술을 사용하면 췌장암에 의한 췌장의 협착과 확장을 확인할 수 있다. 췌장암이 임파선으로 전이되었거나 장간막(위창자관을 배벽에 고정하는 두 겹의 복막)에 침윤했을 때는 수술이 불가능한데, 자기공명영상은 췌장암의 절제 가능 여부와 간 전이 감별을 판단하는 데 도움을 준다.

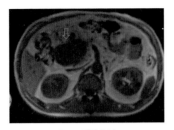
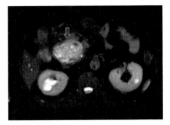

T1 조영증강 시   T2 조영증강 시

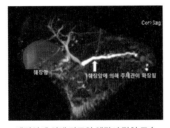
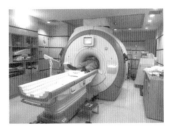

췌장암에 의해 담도와 췌관이 막힌 모습   촬영 장면

내시경적 역행성 담췌관조영술

Endoscopic Retrograde Cholangiopancreatography, ERCP

췌담도 내시경을 통해 췌관에 접근한 후 조영제를 췌관에 주입해 촬영하
는 검사다. 영상검사 중에서 췌관의 협착과 확장 등 췌장암에 의한 췌관의
변화를 가장 예민하게 관찰할 수 있다. 그러나 다른 검사들에 비해 침습적
인 방법이라 췌장염, 천공, 출혈 등의 합병증을 야기할 수 있어 최근에는
진단을 목적으로는 제한적으로 사용한다. 사실 요즘에는 CT와 MRI 결과
만으로도 췌장암의 진단과 병변의 진행 정도를 정확히 파악할 수 있다. 단,

췌장암이 초기라 CT나 MRI에서 병변을 확인할 수 없을 때는 조직학적 확진을 하기 위한 수단으로 이용한다.

[내시경적 역행성 담췌관조영술]

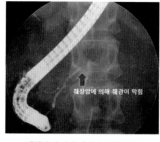
췌장암에 의해 췌관이 막혔을 때
전형적으로 나타나는 췌관의 끊긴 모양

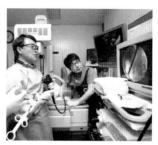
시술 장면

내시경초음파 Endoscopic Ultrasound, EUS

위와 십이지장에 초음파를 장착한 내시경 장비를 삽입해 시행하는 검사다. 내시경초음파는 췌장과 인접한 장기인 위와 십이지장 내에서 췌장을 촬영하기 때문에 보다 정밀하게 관찰할 수 있다. 장내 가스 때문에 복부초음파에서 관찰하기 어려운 부위도 살펴볼 수 있다. 전산화단층촬영이나 MRI로 놓칠 수 있는 작은 병변도 발견할 수 있기 때문에 내시경초음파는 췌장암을 진단하는 데 있어 정확도가 가장 높다.

내시경초음파는 췌장에 생긴 덩어리의 속성을 파악하는 데에도 유리하다. 낭성 종양의 크기, 모양, 벽의 두께, 격막의 존재 유무, 고형조직의 유무 등을 정확히 파악해 낭성 종양의 악성도를 판단한다. 또한 조영증강 내시경초음파를 이용해 조영증강의 정도, 시간에 따른 조영증강 양상 등으로 췌장에 발생한 종양의 특성을 파악할 수 있다. 즉 종양의 감별 진단에 도움을 준다.

췌장암은 영상검사로 진단이 가능하지만, 확진을 하려면 조직검사가 필수다. 그런데 내시경초음파는 췌장암을 진단하고 췌장암의 병기를 결정하는 데 유용할 뿐 아니라 조직검사도 가능하다. 내시경초음파 유도 하에 가는 바늘을 췌장암에 찔러 조직을 얻을 수 있기 때문이다.

[내시경초음파]

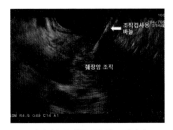 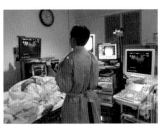

내시경초음파를 이용한 조직검사   시술 장면

TIP 조영증강 내시경초음파
특수 조영제를 사용해 조영이 증가하거나 혹은 감소되는 양상을 검사할 수 있는 내시경초음파다.

양전자방출단층촬영 Positron Emission Tomography, PET

양전자를 방출함으로써 생기는 핵의학 방사능을 이용해 인체의 단면을 촬영해 암을 진단하는 검사다. 췌장암의 원발부위뿐 아니라 원격 전이 여부도 알 수 있어 병기를 진단하고 수술 여부를 결정하는 데 매우 큰 역할을 한다. 그러나 염증이 있을 때도 양성 소견을 보일 수 있어 염증과 암의 구별이 어렵고 해상도가 떨어지며, 비용이 많이 드는 단점이 있다.

[양전자방출단층촬영]

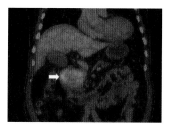 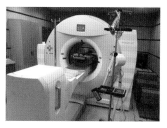

양전자방출단층촬영으로 췌장 두부암 발견   촬영 장면

췌장암 조직검사

췌장암 수술은 암 부위를 절제하기 때문에 수술을 통해 조직을 얻을 수 있다. 따라서 수술 전에 굳이 조직검사를 할 필요가 없다. 하지만 수술을 하지 못한다면 조직검사를 별도로 실시해야 한다. 영상 자료로 췌장암을 진단했다 하더라도 항암약물치료와 방사선치료를 받거나 보험을 적용받으려면 확진이 반드시 필요하기 때문이다. 영상학적으로는 암으로 판단해도 실제 만성 췌장염처럼 암과 유사한 영상 소견을 보이는 병변도 있기 때문에 치료 전에 조직학적 확진은 반드시 거쳐야 하는 과정이다.

췌장암을 확진하기 위해 시행하는 조직검사에는 복부초음파를 이용하는 검사와 내시경초음파를 이용하는 검사가 있다. 두 방법 모두 가는 바늘로 췌장암을 찔러 조직을 얻는다. 즉 바늘로 찌를 때 영상을 보는 장비가 복부초음파냐 내시경초음파냐에 따라 방법이 나뉜다.

복부초음파를 이용한 조직검사는 초음파로 복부를 촬영하면서 췌장암에 바늘을 찔러 조직을 얻는다. 두꺼운 복부 지방이나 장내 가스로 인해 췌장암이 보이지 않을 경우 조직검사가 어렵고, 췌장암 주변에 혈관이 있을 때는 조직검사 시 출혈의 위험이 있다.

내시경초음파로 시행하는 조직검사는 정확도가 80~93%로 높다. 복부초음파를 이용한 조직검사에 비해 췌장 밖으로 암세포가 파종되는 위험이 적다. 내시경초음파가 복부초음파보다 췌장에 더 가까이 접근할 수 있고, 조직검사를 하는 바늘의 길이가 짧기 때문이다. 이런 이유로 미국에서는 1990대 이후부터 췌장암 조직검사를 할 때는 내시경초음파를 주로 이용한다.

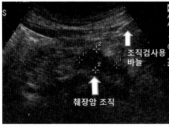

복부초음파 유도 하의 조직검사

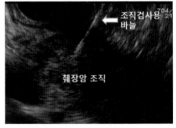

내시경초음파 유도 하의 조직검사

최근에는 조직검사에 사용하는 바늘이 매우 발달해 진단 능력이 한층 향상되었다. 바늘을 삽입하기 전에 종괴 주변의 혈관 상태를 도플러 검사로 확인할 수 있어 조직검사 시 우려되는 출혈을 피할 수 있다. 단, 아직 의료보험을 적용받지 못한다는 단점이 있다.

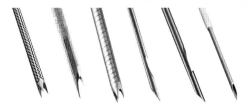

다양한 종류의 조직검사 바늘

종양표지자

종양표지자Tumor Marker란?

암이 성장하면 암에서 생성하는 특정 물질을 혈액으로 분비한다. 특정 물질에는 여러 암에서 분비하는 종양비특이적 종양표지자Tumor Non-specific Tumor Marker와 특정 암에서만 유일하게 분비하는 종양특이적 종양표지자Tumor Specific Tumor Marker가 있다.

종양비특이적 종양표지자의 대표적인 것은 CA19-9로, 췌장암 진단에 사용된다. 종양특이적 종양표지자에는 전립선암을 진단하는 PSA와 간암 진단에 활용하는 AFP 등이 있다.

종양표지자 CA19-9란?

CA19-9는 췌장암과 담도암의 유무를 확인하기 위해 흔히 사용하는 종양표지자 검사 중 하나다. 전체 췌장암 환자의 약 70%에서 CA19-9가 상승된 수치를 보인다. 하지만 예민도나 특이도가 낮아 실제 임상에서 췌장암을 발견하는 데는 유용하지 않다. 췌장암이 없어도 폐쇄성 황달, 간경화, 췌장염, 담낭염 등으로 CA19-9가 상승할 수 있기 때문이다. 반대로 작은 비침윤성 암(크기가 작고 주변 조직을 침범하는 정도가 적은 암), 저분화도 암(암의 병리학적 분화도가 낮은 암), Lewis표현형(유전자 중 Lewis 표현형이 음성인 환자)에서는 췌장암이 있더라도 CA19-9가 상승하지 않는다. 그러나 췌장암이나 담도암을 수술한 후 CA19-9가 상승하는 경우 암의 재발을 의심할 수 있다.

유용성이 제한적이긴 하지만 아직 CA19-9를 대체할 수 있는 종양표지자가 없다. 실제 건강검진에서 CA19-9 수치가 높다고 방문하는 환자들이 많은데, 수치가 크게 높지 않고 영상검사에서 이상이 없으면 정기적으로 관찰하면 된다.

CA19-9는 특정 암뿐 아니라 여러 종의 암에서도 혈중 농도가 상승한다. 담도폐쇄와 같은 양성 질환에서도 상승할 수 있다. 게다가 CA19-9는 암이 어느 정도 진행된 상태에서만 혈액 수치가 상승하기 때문에 조기에 병변을 찾아내는 스크리닝 마커로서의 역할을 하지 못한다. 심지어 병이 없는 정상인에서도 CA19-9가 상승할 때가 많아 췌장암 스크리닝 수단으로는 사용하지 않는다. 단 수술 후나 항암약물치료 등 치료 전후의 예후 관찰 목적으로는 사용된다. 이런 이유로 췌장암을 조기에 발견할 수 있는 진단 및 스크리닝 종양표지자의 개발이 절실하다.

췌장암 진단을 위한 효과적인 혈액 종양 마커의 개발은?

결론부터 말하자면 아직은 없다. 췌장암 환자의 80% 이상은 진단 당시 암이 전이 능력을 보유하고 있다. 사실 암이 발생하는 시점부터 전이 능력을 보유하기까지는 적어도 십 년 이상의 시간이 소요된다. 현재로서는 이 긴 시간 동안 췌장암을 걸러낼 효과적인 종양표지자를 개발하지 못했지만, 머지않아 개발될 것으로 예측된다.

사실 CA19-9처럼 어느 정도 종괴를 형성한 상태에서 분비되는 종양표지자는 췌장암과 같은 고약한 암에서는 의미가 없다. 그래서 영상학적으로 뚜렷한 종괴를 확인하기 전에 암을 발견할 수 있는 종양표지자를 찾고자 많은 연구가 활발히 진행되고 있다. 예를 들면 췌장암을 발견하기 2~3년 전부터 혈중 당수치가 상승하거나 당뇨병이 발현된 현상을 단서로 췌장암 초기부터 당뇨병 유발 인자를 찾을 수 있다는 가설을 이용한 종양표지자 연구가 한창이다.

면역 종양표지자 연구도 진행되고 있다. 몸에서 암이 발생하면 초기에 종양세포와 혈액의 특정 백혈구가 접촉한다. 이때 백혈구는 암을 외부의 적으로 인식해 골수에 정보를 전달하고, 우리 몸은 암에 특이적인 면역 반응을 보인다. 이 과정에서 특정 암에 특이적인 면역 반응 물질이 증가한다. 이러한 종양-면역 반응에 근거한 면역 기반의 종양표지자를 찾는 연구도 활발히 진행 중이다.

췌장암의 병기 진단법

병기란 질병의 경과를 그 특징에 따라 구분한 시기를 말한다. 병기 진단법이란 췌장암이 얼마나 진행되었는가를 따져보고, 어떤 치료가 적절한가를 판단하기 위한 방법이다.

췌장암의 병기 결정과 진행 단계

췌장암으로 진단되면 췌장암의 적절한 치료 방법과 예후를 알기 위해 암이 얼마나 진행되었는지 알아야 한다. 이 단계를 '암의 임상병기 결정'이라고 한다. 췌장암의 병기로는 TNM 병기가 가장 많이 사용된다. 여기서 T는 암이 침범한 범위, N은 림프절로의 전이 여부, M은 원격 전이 여부를 나타낸다.

[췌장암 TNM 병기의 분류 : 임상적인 췌장암의 진행 단계]

	TNM 병기		침범 부위
0기		T0N0M0	상피 내에 암이 존재하지 않는 상태
1기	A	T1N0M0	전이 없이 암세포가 췌장에만 국한되어 있고 종양의 크기가 2cm 이하일 때
	B	T2N0M0	전이 없이 암세포가 췌장에만 국한되어 있고 종양의 크기가 2cm 초과, 4cm 이하일 때
2기	A	T3N0M0	전이 없이 암이 췌장 밖으로 확장되었지만(종양이 4cm 초과) 림프절 결절 전이가 없을 때
	B	T1N1M0	전이 없이 암세포가 췌장에만 국한되어 있고(종양이 2cm 이하) 림프절 결절이 1~3개 전이되었을 때
		T2N1M0	전이 없이 암세포가 췌장에만 국한되어 있고(종양이 2cm 초과, 4cm 이하) 림프절 결절이 1~3개 전이되었을 때
		T3N1M0	전이 없이 암이 췌장 밖으로 확장되었고(종양이 4cm 초과), 림프절 결절이 1~3개 전이되었을 때
3기		T1N2M0	전이 없이 암세포가 췌장에만 국한되어 있고(종양이 2cm 이하) 림프절 결절이 4개 이상 전이되었을 때
		T2N2M0	전이 없이 암세포가 췌장에만 국한되어 있고(종양이 2cm 초과, 4cm 이하) 림프절 결절이 4개 이상 전이되었을 때
		T3N2M0	전이 없이 암이 췌장 밖으로 확장되었고(종양이 4cm 초과), 림프절 결절이 4개 이상 전이되었을 때
		T4 AnyN M0	종양 크기 및 림프절 전이와 상관없이 국소전이(복강축, 상장간막 동맥, 총간동맥)되어 수술이 불가능할 때
4기		AnyT AnyN M1	종양 크기 및 림프절 전이와 상관없이 원격 전이가 있을 때

	T1	T2	T3	T4
N0	Stage IA	Stage IB	Stage IIA	Stage III
N1	Stage IIB	Stage IIB	Stage IIB	Stage III
N2	Stage III	Stage III	Stage III	Stage III
M1	Stage IV			

[T(종괴) 병기, N(임파선) 병기, M(전이) 병기의 정의
: 병리적인 췌장암의 진행 단계]

병기명		TNM 병기 (AJCC 8판, 2016년)
T1	T1a	종양의 크기 ≤ 0.5cm
	T1b	0.5cm < 종양의 크기 < 1cm
	T1c	1cm ≤ 종양의 크기 ≤ 2cm
T2		2cm < 종양의 크기 ≤ 4cm
T3		4cm < 종양의 크기
T4		크기에 상관없이 복강축, 상장간막 동맥, 총간동맥을 침범
N0		림프절 전이가 없는 경우
N1		국소전이 림프절 개수 1~3개
N2		국소전이 림프절 개수 4개 이상
M0		원격 전이가 없을 때
M1		원격 전이가 있을 때

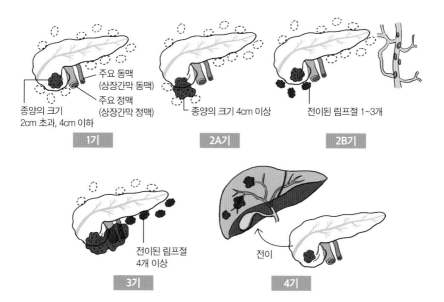

주요 동맥
(상장간막 동맥)

주요 정맥
(상장간막 정맥)

종양의 크기
2cm 초과, 4cm 이하

종양의 크기 4cm 이상

전이된 림프절 1~3개

전이된 림프절
4개 이상

전이

1기   2A기   2B기

3기   4기

병기 설정과 수술 가능성

췌장암은 수술로 절제하는 것이 가장 효과적인 치료법이다. 하지만 안타깝게도 췌장암으로 진단받았을 때 수술할 수 있는 경우는 15~20% 정도에 그친다. 다시 말해 환자의 80%가 복강 내 주요 혈관 침범, 원격 장기나 복강 내 전이로 인해 수술이 불가능하다.

수술이 불가능한 환자 중 절반, 즉 전체 환자 중 40% 정도는 원격 전이가 없지만 암이 주변에 있는 큰 혈관을 침범해 수술이 불가능한 국소진행형Locally Advanced 췌장암이다. 하지만 실제 임상에서는 수술이 가능한 경우와 수술이 불가능한 경우가 뚜렷이 구분되지 않으며, 수술 가능 여부가 불확실한 경계성Borderline Resectable 췌장암인 경우도 있다. 경계성 췌장암을 치료할 때는 내과, 외과, 영상학과, 종양학과, 방사선 종양학과 등 여러 분야의 의사들이 함께 수술 여부와 수술 전후 치료에 대해 결정해야 한다. 최근에는 많은 연구에서 경계성 췌장암은 항암치료를 먼저 한 후 수술하는 것이 유용하다고 보고하고 있다. 이에 따라 수많은 의료기관에서 수술 전에 항암치료를 시행하고 있다.

PART 3

췌장암
치료하기

난치병이라고 일컬어지지만 췌장암도 진단만 일찍 받는다면 치료가 가능하다. 환자 개개인의 상태에 따라 치료법이 달라지는데 암 부위를 절제하는 수술, 약물로 암세포가 증식하는 것을 막거나 죽이는 항암약물치료, 고에너지 방사선을 이용해 암세포를 파괴하는 방사선치료 등이 시행된다. 이외에 면역치료, 온열치료, 백신치료, 표적치료 등 다양한 방법의 치료가 시도되고 있다.

수술

췌장암의 가장 효과적인 치료법은 수술이다. 수술은 크게 근치(완치)를 목적으로 하는 수술과 근치가 불가능해 증상 완화를 목적으로 하는 수술로 구분된다. 근치적 수술은 암이 국소적이어서 절제가 가능할 때 시행한다. 최근 다른 중재적 치료법이 개발되어 완화 목적의 수술은 거의 하지 않는다.

언제 수술을 할까?

근치적 수술

암이 췌장에 국한되어 있고, 수술 절제면에 암세포가 없어 완전 절제가 가능할 때 근치적 수술을 시도한다. 수술을 하려면 간이나 폐, 뼈 등 다른 장기에 원격 전이가 없어야 하며 췌장 주위에 있는 주요한 혈관들에도 암이 침범하지 않아야 한다. 무엇보다 중요한 건 환자의 기저 질환 및 건강 상태가 전신 마취와 수술을 견딜 수 있어야 한다. 췌장을 모두 절제하는 경우 외부에서 투여하는 인슐린으로 혈당을 조절해야 하므로 환자의 연령, 인지능력, 보호자의 동거 여부 등도 종합적으로 고려해야 한다. 또한 수술 전 검사에서 작은 병변이나 복막 전이가 보이지 않을 수 있다. 따라서 복막 전이가 의심될 때는 복강경을 통해 복강 전반에 암이 퍼져 있는지 확인한 후 전이가 없을 때 수술을 진행한다.

근치적인 수술이 가능하다고 판단되면 종양의 위치와 범위에 따라 수술 방법을 결정한다. 췌장 주변에 있는 담도, 위, 십이지장, 비장, 횡행결장 및 주요한 혈관들로의 침습 여부도 수술 방법을 결정하는 데 영향을 미친다. 수술 방법은 암이 췌장의 머리, 몸통, 꼬리 중 어디에 있느냐에 따라 절제 부위뿐 아니라 절제 범위도 달라진다. 타 장기와 연결해주는 재건술도 머리 부분이냐, 몸통과 꼬리 부분이냐에 따라 실행 여부가 나뉜다. 만약 췌장 전체에 암이 발생했다면 췌장 전체를 제거하는 수술을 실시해야 한다.

악성 종양은 혈류나 림프절을 따라 파급되기 때문에 근치적 수술을 할 때 주요 병변뿐 아니라 림프절도 함께 제거한다. 췌장의 절단면은 수술 중 동결절편 조직검사를 통해 암세포가 남아 있는지 확인한다. 간혹 수술 전 에 미처 확인되지 못한 복막 전이나 다발성 원격 전이가 수술 도중 발견되 어 더 이상 수술을 진행하지 못할 때가 있는데, 이때는 항암약물치료나 방 사선치료를 시행한다. 주위 혈관으로 침습이 진행된 경계성 절제 가능 췌 장암 환자와 국소진행성 췌장암 환자, 일부 전이성 췌장암 환자는 수술 전 에 항암약물치료와 방사선치료 등을 시행해 근치적 절제가 가능해지면 그 때 수술을 진행하기도 한다.

췌두부암

췌두부암은 췌장의 머리 부위에 생긴 췌장암으로, 치료를 위해 췌두십이지장절제술(췌장의 머리 부분 및 이에 접하는 십이지장을 절제하는 수술 방법)을 시행한다. 수술 범위가 광범위하고 수술 시간이 길기 때문에 과거에는 수술로 인한 합병증으로 사망하는 확률이 높았다. 하지만 최근 수술 기술과 중환자 치료 기술이 발전하면서 국내에서의 수술 후 사망률은 1~2% 이하다. 수술할 때 췌장의 머리와 십이지장, 담낭과 총담관의 아랫부분을 절제하고, 절제 범위 근처의 혈관, 연부조직, 림프절, 신경절도 함께 제거한다. 절제 후에는 절제 후 남은 췌장과 창자를 연결하는 재건술을 시행하는데, 재건술을 시행한 부위에서 10~30% 정도 합병증이 발생한다.

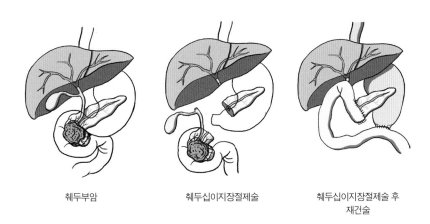

췌두부암　　　　췌두십이지장절제술　　　췌두십이지장절제술 후
재건술

췌장의 체부암 및 미부암

췌장의 몸통과 꼬리에서 발생하는 췌장암으로, 췌두부암보다 담도폐쇄로 인한 황달이 늦게 나타나고 타 장기로 전이된 이후 발견되는 경우가 많

다. 따라서 근치적인 수술은 20% 이하만 가능하다. 수술할 때는 일반적으로 췌장의 목 부분(상장간막 혈관이 있는 부위)에서 악성 종양과 어느 정도 거리를 두고 크게 절제한다. 췌두십이지장절제술과 마찬가지로 절제 범위에 있는 동맥과 정맥, 림프절과 신경절 등을 함께 제거한다. 위, 부신, 신장, 대장 등의 주변 장기로 암이 침습한 경우 암이 침범한 장기도 함께 절제한다. 절제를 마친 후에는 췌두십이지장절제술처럼 타 장기와 연결하는 재건술을 할 필요는 없다.

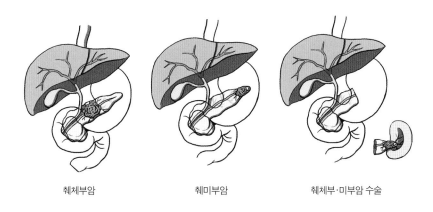

| 췌체부암 | 췌미부암 | 췌체부·미부암 수술 |

췌장 전체에 생긴 췌장암

췌장암이 췌장의 여러 곳에 발생하면 췌장 전체를 절제하는 췌장 전절제술을 시행한다. 췌장의 외분비 기능은 비교적 먹는 약으로 조절하기 쉽지만, 내분비 기능은 조절하기가 쉽지 않다. 특히 췌장은 우리 몸의 혈당을 조절하는 인슐린을 분비하기 때문에 전절제술을 받은 환자는 외부에서 인슐린을 지속적으로 투여받아야 한다. 췌장 전절제술을 받은 환자 중 약

20%는 혈당 조절이 잘되지 않고, 그중 일부는 저혈당이나 당뇨병 합병증으로 사망하기도 한다. 따라서 수술을 결정하기 전에 환자 스스로 혈당을 조절할 정도의 인지능력이 있는지, 스스로 투여할 만큼 손을 사용할 수 있는지 그리고 위급 상황에서 누구의 도움을 받을 수 있는지, 보호자의 동거 여부 등을 충분히 고려해야 한다.

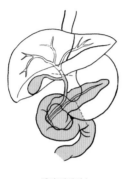
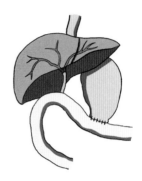

췌장 전절제술   췌장 전절제술 후 재건술

완화 목적의 수술

췌장암으로 진단받은 환자 중 80~85%는 암이 국소적으로 상당히 진행되었거나 전이 소견이 있다. 이때는 수술로 췌장암을 절제하기 어렵기 때문에 항암약물치료나 방사선치료 등을 우선적으로 고려한다. 하지만 담도폐쇄가 있거나 위배출구 폐쇄가 있는 경우 증세를 완화하기 위해 완화 목적의 수술을 시행하기도 한다.

췌장의 머리와 몸통에 종양이 생기면 담도폐쇄가 발생하는데, 담도에 내시경으로 배액관(스텐트)를 삽입하면 대부분 담즙 배출이 호전된다. 내시경적 치료를 할 수 없을 때는 몸 밖으로 담즙을 배출하는 시술을 하기도 한다. 하지만 이마저도 실패하면 환자의 전신 상태를 고려해 담도와 소장을 연결하는 수술을 한다.

위배출구 폐쇄가 있을 때도 마찬가지로 내시경을 이용해 배액관을 삽입하면 증세가 호전된다. 그러나 장기간 위배출을 지속하지 못할 경우 위와 소장을 연결하는 수술을 한다. 하지만 최근에는 다른 중재적 치료법이 개발되어 완화 목적의 수술은 거의 하지 않는다.

수술 후 합병증

수술이 끝나면 의료진은 환자의 경과를 주의 깊게 관찰하면서 발생 가능한 합병증을 조기에 치료하기 위해 노력한다. 일반적으로 췌두십이지장절제술 후에는 다른 전신 마취를 하는 수술과 마찬가지로 마취에 따른 합병증이 발생할 수 있다.

수술 후 48시간 동안 가장 흔하게 발생하는 합병증은 무기폐다. 췌장 수술에만 해당되는 합병증이 아니다. 전신 마취를 하는 모든 수술에서 나타

> **TIP** **수술 후 합병증**
>
> 수술 후 합병증이란 수술과 관련해서 다른 질환이 발생하는 것을 말한다. 수술 기술이 발달하면서 수술 후 합병증과 사망률은 감소했지만, 유독 췌두십이지장절제술은 합병증이 적지 않게 발생한다. 그러나 우리나라는 췌장암 수술에 있어서 합병증 및 수술 성과가 세계적으로 손꼽힐 만큼 우수한 편이다.

날 수 있다. 전신 마취 중 환자는 스스로 호흡하는 대신 인공호흡기가 호흡을 유지시켜준다. 그러다 보니 폐기능이 떨어지고 수술 직후 사용한 진통제 등이 호흡을 저하시켜 무기폐가 발생한다. 무기폐는 수술 후 심호흡과 기침을 통해 가래를 잘 배출하면 대부분 호전된다. 그러나 가래를 잘 배출하지 못할 경우 폐렴으로 발전할 수 있다. 이런 폐 관련 합병증이 발생할 가능성은 비흡연자보다 흡연자가 높기 때문에 수술하기 최소 1주일 전부터는 금연을 해야 한다.

췌장 문합부 누출

췌장과 창자를 새로 연결한 부위에서 췌장 소화액이 누출되는 현상으로, 수술 후 발생하는 심각한 합병증 중 하나다. 췌두십이지장절제술을 받은 환자의 사망률은 현재 현저하게 감소했지만, 췌장 문합부 누출의 발생은 여전히 10~30% 정도다. 수술 후 합병증으로 사망하는 환자들을 살펴보면 췌장 문합부 누출인 경우가 가장 많다. 췌장 문합부에서 누출된 췌장액은 주위 조직을 손상시키는데, 주요 혈관이 손상되어 출혈이 발생하면 사망에 이를 수 있다.

췌장 문합부 누출이 일어나면 대부분 보존적 치료를 한다. 배액관을 좀더 오래 두거나 필요한 경우 영상 중재술을 실시해 배액관을 더 넣는다. 감염이 의심되면 항생제를 쓰기도 한다.

위배출 지연

위장관과 소장을 연결하는 수술을 받은 환자는 음식물 소화가 지연되는 합병증이 발생할 수 있다. 그러면 정상적인 음식 섭취가 불가능하거나 구토가 발생한다. 대부분 치료하면 회복되는데, 필요하면 위장관의 압력을 줄이기도 한다. 위장관의 압력을 줄일 때는 코를 통해 위 안으로 레빈 튜브Levin Tube라는 비위관Nasogastric Tube(코를 통해 위까지 넣는 가느다란 튜브)을 넣고 감압장치를 이용해 위 안의 공기를 밖으로 뺀다. 보통 수술하고 3~4주 후에는 기능을 회복한다. 이때 위장관 운동을 촉진시키거나 소화를 돕는 약물을 투여하면 음식물을 소화하는 데 도움이 된다.

출혈

수술 후 췌장액이 누출되거나 혈관을 묶은 부위의 혈관벽이 약해지면서 가성동맥류가 생길 때 출혈이 발생할 수 있다. 출혈은 흔한 합병증은 아니지만, 출혈 시 재수술이 필요하거나 생명에 지장을 줄 수도 있다.

후기 합병증

수술 이후 췌장의 내분비 및 외분비 기능이 떨어지는 경우가 많다. 췌장의 외분비 기능이 떨어지면 소화·흡수가 잘되지 않고 설사나 지방변을 본

TIP 가성동맥류

동맥류는 동맥벽이 약해져 동맥의 일부가 풍선처럼 늘어나는 질병이다. 동맥류의 혈관벽이 완전한 3층 구조(내막, 중막, 외막)를 가진 것을 진성(眞性), 불완전한 것을 가성(假性)이라고 구분한다. 가성동맥류는 수술과 같은 외상으로 인해 동맥벽이 손상되거나 그것으로 인해 탄력성이 상실되어 동맥이 파열되고 그 부위에 종창이 만들어지면서 동맥강과 혈종 사이에 혈류가 흐르는 상태를 말한다.

다. 내분비 기능이 떨어지면 혈당을 조절하는 호르몬 분비가 원활하지 않아 당뇨병이 발생할 수 있다. 전자는 췌장 효소가 포함된 소화제를 사용해 치료하고, 후자는 혈당 조절을 위해 경구용 혈당강화제를 복용하거나 인슐린을 투여한다.

이외에 담도와 소장을 연결한 곳에 염증이 생기면 담관염과 간농양, 협착이 생기면 황달이 발생할 수 있다. 수술 후 황달이 발생하면 협착뿐 아니라 재발 가능성도 염두에 두어야 하기 때문에 진료를 받는 것이 좋다.

발생하는 빈도는 낮지만 장유착에 의한 장폐쇄, 탈장 등도 발생할 수 있다. 그러므로 구토가 동반되면서 복부 팽만이 있고 방귀가 잘 나오지 않으면 진찰을 받아야 한다. 특히 이전에 장유착으로 인한 장폐쇄를 여러 번 경험했던 환자는 이와 같은 증세가 나타나면 적절한 치료를 위해 조기에 내원해야 한다.

수술 후 예후와 재발

안타깝지만 수술 후 예후는 그다지 좋지 않다. 췌장암은 수술 후 수술한 자리는 물론 췌장 이외의 장기에 재발이 흔한 편이다. 췌장암으로 절제술을 받은 환자 중 20% 정도만 5년간 생존하며, 근치적 수술을 받은 환자 중 70% 이상의 환자들이 재발을 경험한다. 수술한 부위의 재발이 전체 재발의 25% 정도 되고, 재발의 83%는 췌장 이외의 장기에서 발견된다. 가장 흔한 재발 장기는 간으로 60%를 차지하며, 복막과 폐가 약 15%를 차지한다.

종양의 침습 정도와 림프절 전이 등은 재발 여부를 결정하는 주요 예후 인자다. 따라서 근치적 수술을 성공적으로 받았다 하더라도 수술 이후 항암약물치료를 해야 하며, 지속적으로 추적 관찰이 필요하다.

근치적 수술을 할 때 암이 발생한 부위를 깨끗하게 절제하려면 충분한 절제면을 확보하는 것이 중요한데, 췌장 주위의 혈관을 비롯한 해부학적 구조 때문에 충분한 절제면을 확보하기가 쉽지 않다. 이런 이유로 수술이 완치를 위한 가장 최선의 방법임에도 불구하고 예후가 좋지 못하다. 하지만 수술 기술이 지속적으로 발전하고 있어 치료 결과가 향상되리라 기대한다.

항암약물치료

항암약물치료는 외래에서 치료가 가능하며, 투여받은 환자 중 50~60%에서 종양이 감소하거나 더 이상 진행하지 않는 효과를 보인다. 항암제는 암세포의 증식을 억제하고 괴사를 일으키지만, 정상세포에도 똑같이 작용해 부작용이 발생할 수 있다. 현재 부작용을 줄일 수 있는 표적치료제와 면역항암제 연구가 진행되고 있으며, 환자 개개인에 적합한 약제를 사용함으로써 치료 효과를 극대화하는 다양한 방법을 시도하고 있다. 최근 국내에서는 췌장암 전문가들이 모여 '2021 한국 췌장암 진료 가이드라인'을 제시하며 췌장암 극복을 위해 노력하고 있다.

항암약물치료의 목적과 기전

항암약물치료는 목적에 따라 세 가지로 나뉜다. 첫째는 수술 전에 하는 보조적 항암약물치료로, 완치적 수술 절제가 가능하도록 종양의 크기를 줄이기 위해 시행한다. 둘째는 수술 후에 하는 보조적 항암약물치료로, 수술 후 눈에 보이지 않는 미세 전이에 의해 종양이 재발하는 것을 방지하기 위해 시행한다. 셋째, 고식적 항암약물치료로 수술이 불가능할 때 실시한다. 다시 말해 수술과 방사선치료가 불가능해 완치가 어려운 경우 암세포의 성장세를 둔화시켜 생명을 연장하기 위해 실시하는 것이 고식적 항암약물치료다.

항암약물치료의 기전은 암세포의 증식에 필요한 유전자 합성 과정과 분열을 다양한 경로로 방해해 암세포가 빠르게 증식하는 것을 막거나 암세포를 죽이는 것이다. 표적치료제도 사용될 수 있다. 암의 생물학적 특성에 근거해 암이 발생하거나 진행하는 데 중요한 특정 유전물질만 선택적으로 억제함으로써 정상세포를 보호하고 암세포만 공격하는 치료제다. 최근에는 암세포에 대한 면역 반응을 활성화시켜 치료 효과를 높이는 면역관문억제제도 임상에서 이용되고 있다.

항암약물치료의 분류	시행 목적
수술 전 항암약물치료	완치적 수술 절제가 가능하도록 종양의 크기를 줄이기 위해 시행
수술 후 보조적 항암약물치료	수술 후 눈에 보이지 않는 미세 전이를 막고, 재발 방지를 위해 시행
고식적 항암약물치료	수술이 불가능한 경우 시행

[항암약물치료의 효과]

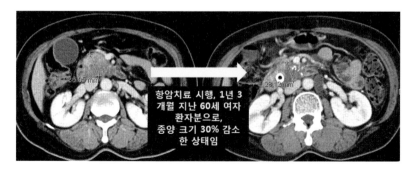

항암치료 시행, 1년 3개월 지난 60세 여자 환자분으로, 종양 크기 30% 감소한 상태임

항암제의 종류와 효과

췌장암은 전이되기 쉬운 질환이기 때문에 항암약물치료가 필요하다. 요즘에는 치료 효과를 극대화하기 위해 항암제를 다양한 방법으로 병합하고 있다. 가장 많이 사용하는 항암제 조합은 폴피리녹스FOLFIRINOX(Fluorouracil, Leucovorin, Irinotecan, Oxaliplatin) 병합요법과 젬시타빈/아브락산 병합요법으로, 진행성 췌장암의 생존 기간을 8.5~11.1개월 정도 향상시킬 만큼 효과적이다. 2차 항암약물치료는 병력과 수행능력 등을 고려해 결정하는데, 이전에 사용하지 않은 항암제를 사용한다.

항암제를 선택할 때는 다년간 수백 명 이상의 환자를 대상으로 진행한 3상 임상 연구 결과에 기반한다. 국내의 경우 대부분의 항암약물치료는

TIP **수술 전에 선행하는 보조 항암약물치료**

영상검사에서 원격 전이가 없는 국소 췌장암은 수술 가능 여부에 따라 절제 가능, 경계성 절제 가능, 국소진행성 췌장암으로 나뉜다. 췌장암에서 수술은 완치될 수 있는 유일한 치료법이지만, 일부 췌장암 환자는 수술 이후 1~2달 이내에 조기 원격 전이가 발생해 사망하는 경우가 있기 때문에 수술적 치료는 신중을 기해 선택해야 한다. 특히 완전 절제가 어려운 경계성 절제 가능 췌장암은 수술 전에 보조 항암약물치료를 시행해 국소적으로 췌장암의 크기를 줄여 절제 가능 췌장암으로 변환한 뒤 수술을 진행한다. 그러면 원격 전이의 조기 발생을 줄일 수 있다. 또한 수술 전 항암약물치료 중에 간이나 타 장기에 전이 소견이 발견되면 불필요한 수술을 피할 수 있다. 즉 수술 전에 암의 생물학적 특성을 확인할 수 있는 것이다.

이처럼 수술 전에 선행하는 보조 항암약물치료는 효과가 좋아 새롭게 각광받고 있다. 최근에는 절제 가능 췌장암에서도 선행 보조 항암약물치료를 시도하는데, 아직 충분한 연구 결과가 없어 추가적인 연구를 통해 근거를 확보하는 것이 필요하다.

보험심사평가원에서 분류해놓은 보험 기준에 맞춰 진행된다. 항암제의 투여 기간과 약제 변경은 2~3개월 간격으로 시행하는 전산화단층촬영을 통해 추가적인 병기 확인을 한 후 결정한다.

젬시타빈Gemcitabine

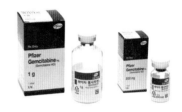

1990년대부터 치료 효과가 좋아 가장 널리 사용된다. 항대사성 약물에 속하는 항암제로, 암세포의 성장을 방해한다. 단독으로 사용하기도 하지만 아브락산이나 타세바, 시스플라틴 등과 병용해 주로 사용한다. 나타날 수 있는 부작용으로는 백혈구감소증, 빈혈, 저혈소판증, 구역, 구토, 간질성 폐렴 등이 있다.

아브락산Abraxane

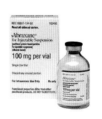

파클리탁셀 항암제와 알부민을 결합시킨 냅Nab기술로 개발한 항암제로, 췌장암 조직에 고농도로 침투할 수 있다. 파클리탁셀은 탁센계 항암제로, 미세소관Micro Tubule이 분리되는 과정을 방해함으로써 항암제의 세포 분열을 억제한다. 하지만 이때 과민 반응이 나타날 수 있는데, 알부민을 결합해 과민 반응의 부작용을 줄였다. 젬시타빈과 함께 사용하면 전이성 췌장암 환자의 생존 기간을 8.7개월로 끌어올리며, 사

망률은 28% 감소시킨다. 대표적인 부작용은 탈모, 골수 억제로 인한 혈구 감소증, 말초부종, 말초신경병증(손발 저림) 등이다.

시스플라틴 Cisplatin

암세포 내 DNA, RNA, 단백 합성을 저해해 항암 효과를 높인다. 5-FU, 젬시타빈 등과 함께 사용하며 방사선치료의 효과를 높이기 위해 사용되기도 한다. 부작용으로는 구역, 구토, 신독성, 혈구감소증, 탈모, 말초신경병증 등이 있다.

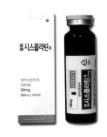

5-FU Fluorouracil

암세포의 성장을 억제하고 방사선치료의 효과를 높이기 위해 사용한다. 최근에는 폴피리녹스 병합요법에 주로 쓰인다. 단독으로 사용했을 때 심각한 부작용이 나타나는 경우는 드물지만 구내염, 오심, 백혈구 감소증 등이 나타날 수 있다.

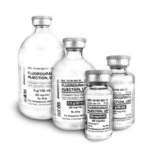

옥살리플라틴 Oxaliplatin

5-FU, 이리노테칸과 함께 폴피리녹스 병합요법에 주로 사용된다. 부작용으로는

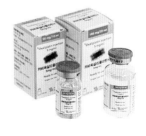

말초신경병증, 구역, 구토, 설사, 혈구감소증 등이 있다.

이리노테칸 Irinotecan

식물성 알칼로이드 항암제로 세포 분열에 필요한 RNA, DNA 등을 손상시켜 암세포의 분열을 억제한다. 5-FU, 옥살리플라틴과 함께 폴피리녹스 병합요법에 주로 사용된다. 중증의 설사, 복통, 탈모, 백혈구감소증, 빈혈 등이 발생할 수 있다.

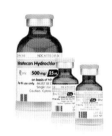

오니바이드 Onivyde

이리노테칸 항암제를 리포좀으로 감싸고 있는 형태의 개량형 주사 항암제로, 이리노테칸보다 췌장암에 효과적으로 도달한다. 류코보린, 5-FU와 함께 병용하며 2차 약제로 사용한다. 부작용은 백혈구감소증, 설사, 구역, 구토, 간수치 상승 등이다.

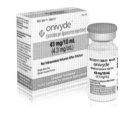

티에스원 TS-1

DNA 합성 과정에 영향을 끼치는 경구용 항암제로, 1일 2회 식후에 복용한다. 일본에서 개발된 약제로 젬시타빈과 효과가 비

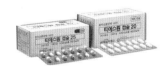

슷하다. 대표적인 부작용은 식욕부진, 골수 억제로 인한 호중구, 혈소판 감소, 설사, 구내염, 구토, 간수치 상승, 색소 침착 등이다.

젤로다 Xeloda

경구용 항암제로, 단독으로 사용하거나 젬시타빈, 옥살리플라틴 등과 병용해 사용한다. 식사 직후 2회에 나누어 복용한다. 설사, 수족증후군, 피부 색소 침착, 빈혈 등의 부작용이 나타날 수 있다.

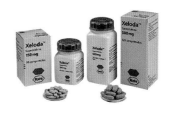

타세바 Tarceva

종양세포에서 과다하게 나타나는 세포 성장인자수용체를 선택적으로 억제하는 표적치료제로, 매일 복용하는 경구제다. 젬시타빈과 병용한다. 흔한 부작용으로는 피부 발진, 설사, 식욕부진, 피로 등이 있다.

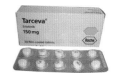

면역항암약물치료

우리 몸 안에는 T세포(면역세포)가 있는데, 종양 특이 항원을 감지하고 암세포를 찾아내 제거하는 역할을 한다. 이때 암세포는 면역세포의 공격을 회피하기 위해 암세포의 파괴를 막는 단백질(PD-L1, PD-L2)을 활성화시킨다. 그리고 T세포의 표면에 있는 단백질 PD-1과 결합해 T세포의 기능을 억제한다. 그러면 T세포는 암세포를 공격하지 못하게 되고, 암은 우리 몸의 면역 반응을 회피하며 증식한다.

3세대 항암제, 면역관문억제제

면역항암제인 면역관문억제제Immune Checkpoint Inhibitor는 3세대 항암제로, 암세포와 T세포의 결합 부위에 작용하는 약물이다. T세포가 암세포를 공격하도록 활성화시키는 역할을 한다. 현재 사용하는 대표적인 면역항암제는 PD-1 억제제인 키트루다Keytruda(공식적인 의약품 명칭은 펨브롤리주맙Pembrolizumab)와 니볼루맙Nivolumab(옵디보Opdivo라고도 부름)이다. 이들은 T세포 표면의 단백질 PD-1을 억제하고 몸의 면역체계를 활성화해 암세포를 공격한다. 대규모 글로벌 임상 시험에서 비소세포폐암, 악성 흑색종 등 다양한 암종에 효과를 증명하면서 치료 방법으로 승인받았다.

1세대 화학항암제는 암세포뿐 아니라 정상세포까지 공격해 구토, 설사, 탈모, 골수 억제 등의 부작용이 높은 빈도로 발생한다. 2세대 표적항암제는 암세포만 골라 죽여 부작용은 적지만, 내성이 생기면 치료 효과가 급격히 떨어진다. 그래서 특정 유전자 변이가 나타나는 환자에게만 적용할 수 있다는 한계가 있다. 3세대 면역항암제는 1세대 화학항암제의 부작용과 2세대 표적항암제의 내성 발생, 적용 범위 제한 등의 문제를 해결해 현재 다양한 암종의 치료에서 각광받고 있다. 하지만 안타깝게도 췌장암에서 이 약제의 효능은 아직 증명되지 않았다.

[면역항암제의 브레이크 작동 원리]

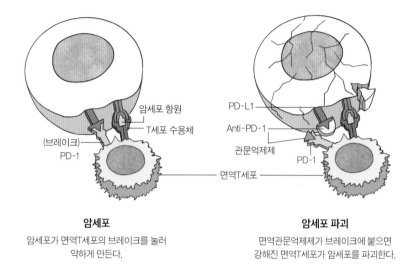

암세포	암세포 파괴
암세포가 면역T세포의 브레이크를 눌러 약하게 만든다.	면역관문억제제가 브레이크에 붙으면 강해진 면역T세포가 암세포를 파괴한다.

항암백신

면역항암제는 췌장암 치료에 단독으로 사용하면 효과가 크지 않지만, 최근 임상 연구에서 세포독성 항암제와 병용요법으로 사용하면 효능(생존 기간)이 크게 개선되는 것으로 나타나고 있다.

면역관문억제제가 암세포에 대한 면역 반응을 다시 활성화시키는 역할을 한다면 면역 반응 자체를 촉진해 항암 효과를 높이는 면역항암제도 있다. 항암백신이 대표적으로, 종양 특이 항원 제시를 촉진해 암세포에 대한 면역 반응을 활성화한다. 항암백신에는 직접 종양 특이 항원으로 가공될 펩타이드(아미노산 복합체)를 투여하는 방법, 수지상세포와 같은 면역 반응과 관련된 세포를 주입하는 방법, 종양 용해 바이러스를 투여해 암세포를

용해함으로써 T세포의 면역 반응을 촉진하는 방법, 유전자 재조합 T세포를 직접 주입하는 방법 등이 있다. 최근에는 항암백신 단독 사용과 면역관문억제제와 병용하는 임상 시험이 활발히 진행되고 있다.

개인 유전자 맞춤 표적치료 및 다학제 치료

사람마다 체질이 다른 것처럼 환자에 따라 췌장암의 유전적 특징과 임상적 경과가 다르다. 이러한 차이가 항암치료의 효과와 부작용에 영향을 미친다. 그래서 사람마다 암의 특성이 어떻게 다르고, 어떤 치료가 어떤 환자에게 효과적인지에 관한 연구가 활발히 진행되고 있다. 이런 연구에 따라 개발되는 표적치료제, 면역항암제와 종양유전자의 해독은 개인의 특성에 맞는 암치료를 가능케 한다. 이를 '맞춤 표적치료'라고 한다.

최근 개인별 맞춤 표적치료의 일환으로, 생식 계열 유전자 돌연변이가 있는 전이성 췌장암 환자에게 1차 치료로 폴피리녹스 병합요법 항암치료를 16주 이상 시행한 후 진행성 병변이 없다면 올러파립Olaparib으로 유지 치료(1일 2회 300mg)를 했을 때 장기 생존이 보고되고 있다.

개인별 유전자 맞춤 표적치료는 췌장암의 극복을 위한 첫걸음으로 작용할 수 있다. 이에 강남세브란스병원에서는 관련 임상 연구와 적용에 적극적으로 임하고 있다. 또한 소화기내과, 외과, 종양내과 의사들이 함께 치료법을 결정하는 다학제 치료 접근법을 통해 췌장암의 극복을 위해 노력하고 있다.

[개인별 유전자를 분석해 개인별로 시행하는 맞춤 표적치료]

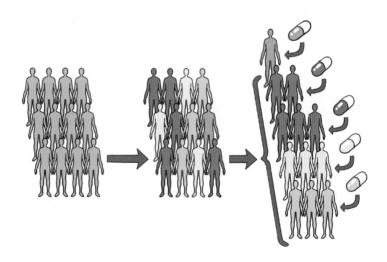

방사선치료

방사선치료는 고에너지 방사선을 이용해 암세포를 파괴하는 치료법이다. 의학과 컴퓨터가 눈부시게 발달하면서 방사선치료 시 정상조직이 받는 피해를 최소화하고 종양조직의 파괴를 높여 치료율이 상승하고 있다. 최근에는 세기조절방사선치료(IMRT), 정위체부방사선치료(SBRT), 영상유도방사선치료(IGRT) 등 최신 방사선치료 기술이 적용되고 있다.

언제 방사선치료를 할까?

방사선치료는 고에너지 방사선을 이용해 암세포를 파괴하는 치료법이다. 수술, 항암요법과 함께 종양치료의 3대 요법 중 하나다. 방사선치료 분야는 의학과 컴퓨터가 눈부시게 발달하면서 종양의 치료율이 높아지고 있다. 방사선에 의해 정상조직이 손상되는 것은 최소화하면서 종양조직의 파괴는 최대화할 수 있게 된 덕분이다.

수술 전 선행 보조요법으로서의 방사선치료

췌장암은 일차적으로 수술하는 것이 가장 좋다. 하지만 수술이 가능할 정도로 일찍 발견되는 환자들은 10~20% 정도로 매우 적다. 주변 혈관의 침범 등으로 수술을 할 수 없는 경우가 대부분이다. 이때 암이 처음 생긴 부위에 아직 머물러 있다면 항암치료와 방사선치료가 효과적일 수 있다. 일부에서는 항암치료와 방사선치료를 시행한 후 수술이 불가능했던 병변이 수술이 가능할 정도로 작아져 완전 절제술을 시행하기도 한다.

최근에는 암의 국소 침범 정도를 더욱 세분화해 절제 가능한 췌장암과 절제 불가능한 국소진행성 췌장암의 중간에 속하는 '경계성 절제 가능 췌장암'이라는 개념이 제시되었다. 이 환자군에 좀 더 적극적으로 선행 보조요법으로서의 항암방사선치료를 시행해 완전 절제율을 높여 예후를 향상시키려는 시도가 증가하고 있다.

수술 후 보조요법으로서의 방사선치료

근치 수술을 받은 환자라도 수술 후 조직을 현미경으로 자세히 관찰했을 때 재발의 위험이 높은 경우 방사선치료를 한다. 주변에 림프절 전이가 있거나 수술로 절제한 자리에 작은 병변이 남아 있으면 재발할 위험이 높기 때문이다. 국내 연구에서도 수술만 했을 때보다 수술 후 항암방사선치료를 시행했을 때 생존율이 높아진다는 보고들이 있다. 여러 임상 연구에서도 항암치료와 병용요법으로 방사선치료를 시행했을 때 치료 효과가 더욱 좋았다.

국소진행성 췌장암일 때 항암방사선치료

절제가 불가능한 암은 크게 두 가지로 나뉜다. 원격 전이는 없으나 복강 동맥, 상장간막 동맥 등 주변 주요 혈관의 침윤으로 절제가 불가능한 국소진행성 췌장암과 이미 타 장기로 원격 전이가 된 전이성 췌장암으로 구분한다. 절제가 불가능한 암은 종양에 의한 통증, 폐색 및 출혈 등 환자의 전신 상태와 환자 및 의료진의 선호도 등 여러 상황에 따라 방사선치료를 우선적으로 고려한다. 암이 뼈나 다른 부위로 많이 진행되면 극심한 통증을 유발하는데, 이때 방사선치료를 받으면 통증이 줄어들어 마약성 진통제의 양을 줄일 수 있다.

최근에는 방사선치료 기술의 향상으로 짧은 기간에 안전하고 정확하게 국소 질환을 제어할 수 있게 되면서 국소진행성 췌장암일 때 방사선치료에 대한 적용과 이에 대한 임상 연구가 활발히 진행되고 있다.

방사선치료 과정

방사선치료는 방사선이 발생되는 장치 혹은 방사성 동위원소를 이용해 고에너지 방사선을 조사해 암세포를 죽이는 치료법이다. 방사선치료 과정은 이렇다. 각종 검사 결과와 영상 자료(CT, MRI, PET 등), 진찰 등을 통해 치료 부위를 결정하면 모의치료실에서 치료 시 자세를 결정한다. 이후 방사선을 암세포에 집중적으로 조사하면 암세포가 파괴되어 더 이상 암세포가 증식되지 않는다. 이때 주변의 정상세포도 방사선으로 인해 피해를 입

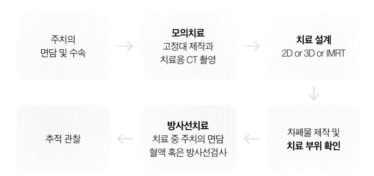

[방사선치료의 과정]

주치의
면담 및 수속

→

모의치료
고정대 제작과
치료용 CT 촬영

→

치료 설계
2D or 3D or IMRT

추적 관찰

←

방사선치료
치료 중 주치의 면담
혈액 혹은 방사선검사

←

차폐물 제작 및
치료 부위 확인

게 되지만 정상세포는 일반적으로 종양세포보다 빠르게 회복된다. 정상세포의 회복과 종양세포의 파괴를 효과적으로 하기 위해 보통 방사선치료는 월요일부터 금요일까지 매일 또는 이틀에 한 번 20~30분씩 시행한다.

방사선치료 기법이 많이 발전하긴 했지만 췌장암 주변에는 십이지장, 소장 등 주요 장기가 가깝게 위치해 있어 방사선치료 시 십이지장염, 신장 기능 저하 등의 부작용이 발생할 가능성이 높다. 따라서 방사선을 조사할

TIP 세기조절방사선치료

암조직에 조사되는 방사선의 세기를 조절해 방사선치료의 효과를 극대화한 고정밀 방사선치료 기법이다. 현재 국내에서 가장 많이 사용되고 있다. 암의 모양이 특이하고 암이 발생한 위치가 정상조직과 매우 가까울 경우 충분한 방사선량을 조사하기 어려운데, 이때 세기조절방사선치료는 정상조직에는 약한 방사선을, 암에는 강한 방사선을 조사하도록 세기를 자동 조절한다. 또 종양의 모양에 따른 맞춤 방사선치료도 가능하다. 이를 위해 CT나 MRI, PET 같은 영상을 이용해 암조직의 위치와 모양을 파악한 후 컴퓨터로 계산된 방향, 시간, 세기로 방사선을 투여한다. 이 방법으로 암을 치료하면 치료 시간이 짧고 높은 정밀도로 암치료 시 부작용을 최소화할 수 있다.

때 각 장기에 허용된 방사선 허용선량을 넘지 않도록 주의해야 한다.

최근에는 세기조절방사선치료 기법을 이용해 필요한 부분에 필요한 만큼의 방사선을 정밀하게 조사할 수 있게 되었다. 방사선치료를 하면서 제대로 치료되고 있는지 간이 CT 등의 형태로 모니터를 할 수 있는데, 이를 영상유도방사선치료 기법(IGRT)이라고 한다.

최신 방사선치료 기법

정위체부방사선치료Stereotactic Body Radiotherapy, SBRT

기존의 방사선치료가 1~2개월에 걸쳐 진행했다면 정위체부방사선치료는 치료 횟수를 1회 또는 3~5회 정도로 줄이고 1회 치료선량을 높여 종양을 없애는 최신 기법이다. 종양에 대한 생물학적 유효선량이 기존의 방사선치료보다 1.5~2배 높다. 최상의 방사선 빔 정밀성을 지니고 있어 환자의 호흡 움직임을 반영해 가장 정확하고 안전한 방사선치료를 시행한다.

양성자치료 및 중입자치료Proton Therapy and Heavy Charged Particle Therapy

양성자나 탄소이온으로 대표되는 중입자치료는 '브래그 피크Bragg Peak'라는 독특한 물리적 특성을 갖고 있어 매우 높은 방사선량을 정밀하고 안전하게 전달할 수 있다. 여기서 브래그 피크는 중입자선이 물체를 투과해 일정 지점에 도달하는 순간 대량으로 에너지를 방출하는 지점을 말한다.

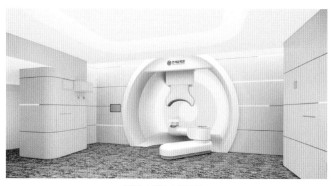

중입자 갠트리 치료실

중입자가속기가 탄소이온을 가속해 환자의 몸을 조사할 때 암조직에 다다라서 방사선 에너지를 방출하고, 그 에너지가 암세포의 DNA를 끊어내면서 암세포를 살상한다. 현재 독일, 일본 등에서 췌장암 치료에 중입자치료가 활발히 시도되고 있다. 국내에도 조만간 도입될 예정이다.

영상유도방사선치료 Image Guided Radiation Therapy, IGRT

MRI가 결합된 방사선치료 기기로 종양의 움직임을 실시간으로 추적하면서 치료하는 최신 기법이다. 영상기술을 이용해 종양을 기능적·생물학적으로 정밀하게 관찰한 후 종양의 치료 반응에 따라 치료를 조정한다. 방사선치료의 정확도를 높일 뿐 아니라 방사선이 조사되는 범위를 축소해 정상조직에 불필요한 방사선 조사를 최소화한다. 따라서 방사선치료의 부작용이 눈에 띄게 감소한다. 종양 주위에 척수신경, 눈, 직장 등 중요한 장기가 있는 경우 더욱 효과적이다. 이 치료법으로 인해 종양의 움직임이나 치료 자세의 불확정성을 기존보다 정밀하게 보정할 수 있게 되었다.

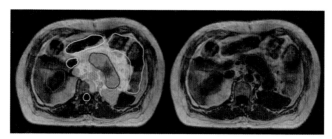

영상유도방사선치료 기기(MR-LINAC)로 촬영한 종양과 정상조직

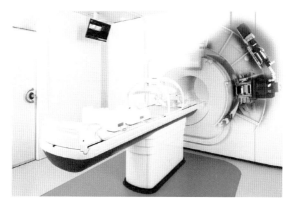

영상유도방사선치료 기기

TIP **췌장암 치료를 위한 그 외 치료법**

수술을 할 수 없는 췌장암 환자의 경우 항암약물치료나 방사선치료 이외에 온열치료, 백신치료, 전기영동법Electrophoresis 등 다양한 방법으로 치료하고자 하는 시도가 진행되고 있다. 하지만 이러한 치료법은 확립된 효과나 기전 등이 없는 상태인 데다 아직 논란의 여지가 있다.

PART 4

췌장암
관리하기

/

생활 속에서 췌장암을 관리하는 방법은 크게 네 가지다. 통증 관리, 황달 관리, 당뇨병 관리, 항암제 부작용 관리. 췌장암 통증은 일상생활을 방해할 정도로 심하기 때문에 마약성 진통제, 내시경초음파, 복강신경총차단술, 방사선치료 등으로 완화시켜야 한다. 췌장암으로 인해 발생할 수 있는 황달과 당뇨병, 항암제 부작용도 관리 대상이다. 황달이 나타나면 대부분 내시경적 역행성 담췌관조영술을 이용한 담도배액술을 시행한다. 당뇨병은 담당 의사와 상담을 통해 경구용 혈당강하제를 복용하거나 인슐린 치료를 진행하고 식이요법을 병행한다. 항암제로 부작용이 나타날 때는 의료진과 논의 하에 투여 용량을 조정하거나 약물을 변경한다.

통증 관리

췌장암의 크기가 커져 췌장을 싸고 있는 막에 분포하는 신경이 늘어나면서 통증이 발생한다. 통증 치료에는 주로 마약성 진통제를 사용하는데, 하루에 한 번 내지 두 번 규칙적으로 복용한다. 통증이 심할 때는 복강신경총에 신경 마취를 시행하거나 방사선치료를 하기도 한다.

통증은 상복부에 국한되어 나타난다

췌장관이 막히거나 암이 결체조직, 말초혈관, 신경조직에 침윤하고, 주변 장기를 침범했을 때 통증이 발생한다. 췌장암 환자 중 75~97%에서 통증이 나타난다. 췌장암은 늦게 진단되기 때문에 환자의 약 25%는 진단 시 중등도 이상의 통증을 느낀다.

대개 통증은 상복부에 국한되어 나타난다. 등으로도 통증을 느끼며, 암의 위치가 췌장의 머리인 경우 대부분의 환자가 명치의 통증을 호소한다. 몸통이나 꼬리에 암이 있으면 통증이 덜한 편이다. 암이 복강신경얼기에 침윤되면 신경병증성 통증과 내장성 통증이 나타나고, 후복막강으로 전이되면 허리 통증이 나타날 수 있다. 바로 누우면 췌장 종괴가 척추에 눌려 심한 통증이 생기기 때문에 통증을 줄이기 위해 대부분의 환자는 새우처럼 옆으로 눕거나 앞으로 기울여 앉는다. 췌장암에 의한 통증은 극심한 편이라 마약성 진통제 외에도 신경 블록 등의 중재적 시술이 필요하다.

통증을 치료하는 방법

주로 마약성 진통제를 사용해 통증을 치료한다. 진통제는 스케줄에 맞춰 하루에 한 번이나 두 번 규칙적으로 복용한다. 또 통증을 감소시키기 위해 내시경초음파 유도 하에 피부를 통해 복강신경총차단술을 하기도 한다. 방사선치료는 통증이 조절되지 않거나 심할 때 시행한다.

마약성 진통제

마약성 진통제는 통증의 강도나 양상에 따라 의료진의 처방을 받아 복용한다. 모르핀 같은 마약성 진통제는 약의 용량이 늘수록 진통 효과도 커진다. 그래서 부작용이 나타나지 않는 한 통증이 조절될 때까지 최대 용량을 제한 없이 사용한다. 암성 통증을 조절하기 위해 복용하는 마약성 진통제는 중독되지 않기 때문에 통증 강도에 따라 약을 충분히 사용하는 것이 좋다. 통증이 사라졌다고 해서 진통제를 복용하지 않으면 다시 통증이 나타날 수 있다.

먹는 약을 복용할 수 없을 때는 파스처럼 붙이는 패치, 사탕처럼 빨아먹는 약, 피하주사나 정맥주사 등 여러 종류의 약이 있으므로 의료진과 상의해 투여한다.

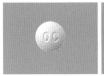

먹는 마약성 진통제

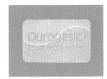

파스처럼 붙이는 패치

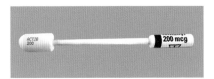

사탕처럼 빨아먹는 약

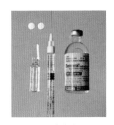

주사제제

TIP **암성 통증 환자를 위한 약물치료 전략**

약물요법의 기본 원칙은 가능한 한 경구로, 일정한 시간 간격을 두고, 순서에 따라 단계적으로, 개개인에 맞춰 적절한 진통제를 선택해 적정 용량을 지속적으로 투여하는 것이다.

세계보건기구에서는 암성 통증 환자를 위한 치료 지침으로 '3단계 진통제 사다리'를 권장하고 있다. 첫 번째 단계는 경한 통증인 경우 타이레놀, 아스피린 또는 다른 비스테로이드성 진통소염제를 투여한다. 이때 약을 복용해도 통증이 지속되거나 증가할 경우 2단계로 약한 아편유사제를 추가 투여한다. 약한 아편유사제 용량이 점차 증가하게 되면 3단계로 접어드는데, 좀 더 강력한 아편유사제로 대체한다. 혹여 통증이 심하다면 단계에 상관없이 강한 아편유사제를 사용할 수 있다.

복강신경총차단술

진통제나 국소 마취제를 통증이 전달되는 신경 주위에 주사해 통증을 감소시키는 방법이다. 피부를 통해 주사하는데, 상복부 암성 통증에 가장 효과적이다. 췌장암이 복강신경총을 자극해 통증이 생길 때 시행한다. 가는 바늘로 복강신경총에 무수알코올을 주입해 국소적으로 그 기능을 마비시키면 통증이 전달되지 않아 자연스럽게 통증이 완화된다. 적은 양의 진통제로도 효과를 볼 수 있으며, 전신적인 부작용이 적다.

하지만 저혈압, 설사, 알코올 독성 등의 합병증이 나타날 수 있다. 시술 후 저혈압도 일시적으로 발생할 수 있으므로 시술 전에 수액을 충분히 보충한다. 기립성 저혈압은 시술 후 5일까지도 나타날 수 있다. 따라서 시술 후에는 누워서 안정을 취하고, 지속적으로 수액을 보충하며 혈압을 체크한다. 설사는 일과성이지만, 증상이 2일 이상 지속되면 수액을 공급받고 지사제를 투여한다.

[복강신경총차단술 시술 장면]

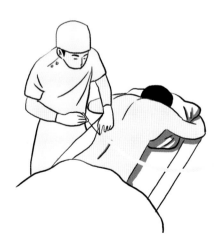

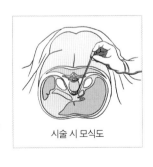

시술 시 모식도

척수강내 약물주입펌프이식술

하복부에 약물주입펌프를 삽입해 극소량의 약물을 지속적으로 척수강내에 투여하는 시술이다. 마약성 진통제를 복용해도 심한 통증이 지속되거나 과다한 약물로 인해 부작용을 겪는 환자에게 이식한다. 약물을 신경에 직접 전달해 소량으로도 진통 효과를 볼 수 있다. 혈중 약물의 농도를 낮게 조정하는 것도 가능해 부작용이 적으며 수영, 목욕 등 활동에 제한이 없다. 하지만 시술 절차가 복잡하고 비용이 많이 들어 6개월 이상 장기간 사용할 때에만 삽입한다.

현재는 주입 용량을 조절할 수 있는 연동식 펌프를 주로 사용한다. 최근에는 환자가 통증을 느낄 때마다 휴대 가능한 장치의 버튼을 눌러 척수강내 모르핀을 추가로 주입할 수 있는 펌프도 개발되어 사용되고 있다.

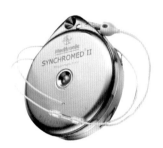

척수강내 약물주입펌프

TIP **척수강내 약물주입펌프 삽입 시 가이드라인**

약물주입펌프를 하복부에 이식할 때 다음과 같은 가이드라인을 따라야 한다. 어떤 상황일 때 이식술을 진행하는지 알아보자.

- 6개월 이상 통증 치료(약물치료, 신경치료 등)를 해도 효과가 없으며, 심한 통증(시각 통증 척도 10점 만점에 7점 이상)이 지속되는 불인성 통증일 경우
- 고용량의 모르핀(1일 200mg 이상)을 경구 투여하거나 다른 마약성 진통제를 투여해도 통증이 제어되지 않는 암성 통증으로, 남은 생존 기간이 1년 이상으로 예상될 경우
- 모르핀이나 다른 마약성 진통제의 부작용 때문에 약물을 투여할 수 없는 암성 통증으로, 남은 생존 기간이 1년 이상으로 예상될 경우

방사선치료

마약성 진통제나 복강신경총차단술 등으로 통증이 조절되지 않을 때 통증 완화나 신경 압박, 골절 예방 등을 목적으로 방사선치료를 시행한다. 방사선치료는 환자의 상태를 고려해 적정한 방사선량을 최대한 짧은 기간 동안 최소한의 횟수로 시도한다.

황달 관리

황달은 췌장암 환자에게 나타나는 가장 흔한 증상 중 하나로, 췌장암이 담즙 배출 경로인 담도를 막아서 발생한다. 황달 증세가 보이면 되도록 빨리 병원을 방문해야 한다. 담도의 막힌 부분을 뚫지 않으면 패혈증으로 사망할 수 있기 때문이다. 또 향후 수술이나 항암제 등의 췌장암 치료를 하려면 황달 수치를 낮추는 치료가 선행되어야 한다.

담도의 막힌 부분을 신속하게 뚫어야 한다

황달은 췌장의 머리 부분에 암이 생기거나 몸통에 생긴 암이 커져서 담도를 누를 때 발생한다. 황달이 발생하면 혈액 내 빌리루빈 수치가 상승하며 피부와 눈의 흰자가 노란색으로 변하고, 소변색이 진한 갈색이나 붉은색으로 변한다. 대변색도 흰색 또는 회색으로 변하고, 피부가 가려운 증상이 나타난다. 황달과 함께 열이 나거나 오한이 동반되면 막힌 담도에 염증이 발생한 담관염이 생겼다는 신호다.

췌장암으로 인해 황달이 발생하면 담도의 막힌 부분을 신속하게 뚫어야 한다. 이를 방치하면 심한 경우 패혈증으로 사망할 수 있다. 또 황달 치료는 췌장암 환자의 예후에 영향을 미치기 때문에 췌장암 수술이나 항암치료를 위해 황달 수치를 낮추는 치료가 선행되어야 한다.

황달을 치료하는 방법

황달을 치료할 때는 내시경을 이용한 시술을 가장 많이 한다. 환자가 느끼는 고통이 가장 적으며 생리적으로 담즙을 내보낼 수 있는 방법이기 때문이다. 내시경을 이용해 담도에 배액관을 삽입해 담즙이 배액관을 통해 흐르게 하는 시술로, 이를 '내시경적 역행성 담도배액술'이라고 한다.

하지만 아무리 우수한 배액관이라 하더라도 몸에서는 이물질로 인식하기 때문에 시간이 지나면 여러 가지 이유로 배액관이 막히게 된다. 그래서 시술을 하기 전에 배액관을 얼마나 사용할 것인가에 따라 배액관의 종류를 달리한다. 기대 여명이 3~4개월 미만이면 플라스틱배액관을 주로 삽입하고, 그 이상의 기대 여명을 가진 환자가 수술이 불가능할 때는 자가팽창형 금속배액관을 사용한다.

최근에는 배액관에 항암제를 입혀 암세포가 있는 곳에 방출시키는 '항암제 약물 방출 자가팽창형 금속배액관'이 개발되어 임상 실험 중이다. 이 치료법을 통해 암의 국소 치료는 물론 배액관의 수명을 연장할 수 있으리라 기대한다.

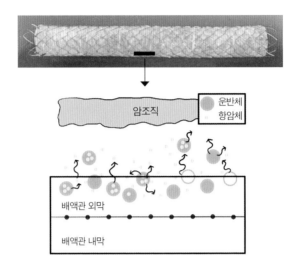

[항암제 약물 방출 자가팽창형 금속배액관]

담도배액관을 잘 관리한다

황달을 치료하기 위해 담도배액관 시술을 받은 이후에는 배액관을 신경 써서 관리해야 한다. 담도배액관은 외부로 담즙을 배액하는 외부 배액관과 내부로 담즙을 배액하는 내부 배액관으로 나뉜다.

우선 외부 배액관을 가진 환자는 배액되는 양을 매일 확인해야 한다. 배액량이 줄어들거나 나오지 않을 때는 배액관이 폐쇄된 것은 아닌지 의심해봐야 한다. 또 외부 배액관을 통해 감염될 수 있으므로 늘 소독을 잘해야 한다. 반면 내부 배액관을 가진 환자는 배액되는 담즙의 양을 확인할 수 없기 때문에 담도폐쇄에 따른 담관염의 증상을 미리 숙지하고 있어야 한다.

내부 배액관이 폐쇄되어 담관염이 생기면 발열, 오한과 함께 소변색이 진해지고, 눈의 흰자가 노랗게 바뀌는 황달 증상이 나타난다. 이런 증상이 발생하기 전에 이상을 발견할 수 있는 방법이 있다. 바로 혈액(간기능)검사를 통해서다. 그러므로 내부 배액관 시술을 받은 환자는 증상의 유무와 관계없이 정기적으로 혈액검사를 받아 배액관 기능에 이상이 생겼는지 살펴봐야 한다.

외부 배액관을 가진 환자의 배액관이 막혀도 내부 배액관 시술 환자와 같은 증상이 발생할 수 있다. 이런 경우 병원에 내원해 정확한 검사와 적절한 치료를 받아야 한다.

당뇨병 관리

당뇨병이 췌장암의 원인인지 결과인지 정확히 알 순 없지만 당뇨병 관리는 췌장암 치료에 있어 매우 중요하다. 당뇨병이 여러 합병증의 원인이 되기 때문이다. 당뇨병은 혈당 조절이 가장 중요한데, 췌장암을 치료하는 과정에서 인슐린 분비가 원활하지 않을 수 있다. 이럴 때는 담당 의사와 상의하고 인슐린을 투입해 혈당을 조절해야 한다.

췌장암과 당뇨병

혈당을 조절하는 데 있어 가장 중요한 인슐린은 췌장 안에 마치 섬처럼 군데군데 분포하고 있는 췌도의 베타세포에서 분비된다. 췌장암 환자에게 발생하는 당뇨병은 암세포가 베타세포의 인슐린 분비를 저하시켜 발생하는 것으로 생각되지만, 인슐린 저항성 증가가 일부 영향을 끼친다는 보고도 있다.

췌장암 환자 중 50% 이상은 췌장암을 치료하는 과정에서 당뇨병이 새로이 발생하거나 기존의 당뇨병이 악화된다. 당뇨병이 췌장암을 유발하는 측면도 있지만, 췌장암 세포가 혈당을 상승시켜 당뇨병을 유발하기도 한다. 당뇨병은 췌장 전체를 절제한 경우 인슐린을 분비하는 췌장 전체가 없어지면서 발생한다. 췌장의 일부분을 절제할 때에도 인슐린 분비가 현저하게 줄어들기 때문에 발생할 수 있다. 췌장 절제 수술을 받지 않고 항암치료나 방사선치료를 받는 경우에도 당뇨병이 생길 수 있다. 췌장암으로 인해 췌장 내 인슐린을 분비하는 세포가 파괴되어 인슐린이 분비되지 않기 때문이다.

혈당을 조절하는 방법

혈액 내 혈당 수치가 조절되지 않거나 계속 높으면 여러 가지 합병증이 생길 수 있다. 그중 당뇨병이 있는 췌장암 환자에게 당장 문제가 되는 것은 급성 쇼크를 유발하는 당뇨병성 급성 합병증이다. 혈당이 급격하게 상승해 400~600mg/dL 이상의 고혈당이 되면 탈수, 케톤산증, 의식 저하, 쇼크로 이어지는 급성 합병증이 발생한다. 이때 응급 치료를 빨리 하지 않으면 사망에 이를 수 있다.

당뇨병성 급성 합병증은 췌장 전절제술을 받고 인슐린 다회요법을 하는 환자, 항암치료 과정에서 스테로이드 약제 사용으로 혈당이 급격히 상승했는데 혈당을 조절하는 약제를 적절히 투여받지 못한 환자에게 발생할 수 있다. 따라서 항암치료를 받고 있거나 수술 후에는 극심한 고혈당에 대한 주의가 필요하다.

췌장 전절제술 환자의 혈당 조절

췌장 전절제술을 받은 환자는 인슐린을 분비하는 베타세포 역시 췌장과 함께 모두 제거된다. 수술과 동시에 제1형 당뇨병과 유사한 상태가 되기 때문에 반드시 식사 때마다 인슐린을 주입해야 혈당을 조절할 수 있다. 인슐린을 하루라도 중단할 경우 급격하게 고혈당으로 진행되어 당뇨병성 케톤산증이 발생해 위험해질 수 있다.

연속혈당측정기

다회 인슐린 요법을 시행하는 췌장 전절제술 환자는 적절한 용량의 인슐린을 주입하기 위해 자가혈당 측정기로 하루 4회 이상 손가락 혈당 측정을 해야 한다. 최근에는 센서를 피하에 삽입하면 7~14일 정도 유지되는 장치를 이용해서 1분 간격으로 혈당을 측정해 스마트폰으로 알려주는 연속혈당측정기가 국내에 많이 소개되고 있다.

인슐린 펌프

인슐린 요법은 크게 두 가지가 있다. 인슐린 펜으로 필요할 때마다 직접 주사하는 방법과 인슐린 펌프 기계로 인슐린을 자동 주입하는 방법이다. 인슐린 펌프를 이용해 캐뉼라Cannula(몸속에 삽입하는 튜브)를 피하에 삽입하면 주입량과 속도를 조절해 1분마다 인슐린을 자동 주입한다. 환자의 필요에 따라 인슐린 펜이나 인슐린 펌프를 적절히 사용하면 췌장이 없어도 마치 인공췌장이 있는 것처럼 혈당을 조절할 수 있다.

[인슐린 펌프기]

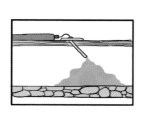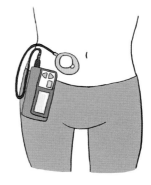

췌장 부분 절제술 환자의 혈당 조절

췌장 부분 절제술을 받은 환자의 경우 남아 있는 췌장에 존재하는 베타 세포에서 인슐린을 분비한다. 때문에 초반에는 제2형 당뇨병과 유사하게 경구용 혈당강하제를 사용해 혈당을 조절한다. 그러나 시간이 지나면서 남아 있는 췌장에 섬유화가 진행되면 베타세포의 양이 감소하고, 베타세포의 인슐린 분비 능력이 줄어든다. 결국 인슐린이 부족해져 인슐린 주사를 투여해야 한다. 따라서 췌장 부분 절제술 환자는 초반부터 인슐린을 적극적으로 사용해 남아 있는 베타세포의 인슐린 분비 능력을 더 오래 유지시켜주는 것이 좋다.

항암치료 중인 환자의 혈당 조절

항암치료를 받고 있는 환자는 혈당의 변동성이 매우 크다. 항구토 목적으로 투여되는 스테로이드 제제 때문에 혈당이 급상승하거나, 항암제 투여로 인한 구역·구토로 식사를 못해 저혈당이 발생하기도 한다. 따라서 저혈당이 되지 않도록 주의를 기울이고, 충분한 음식물을 섭취해 급격한 고혈당으로 인한 당뇨병성 급성 합병증이 발생하지 않도록 한다.

저혈당을 조심한다

저혈당은 혈당이 70mg/dL 이하로 떨어지는 것을 의미하며, 임상적으로 위험한 저혈당은 혈당이 40mg/dL 이하로 떨어질 때다. 저혈당이 발생하면 배가 고프고, 손이 떨리며, 식은땀이 나고, 심하면 의식을 잃을 수 있다. 이럴 때는 주사로 포도당을 응급 주입해야 한다. 저혈당이 장시간 지속되면 의식이 아예 회복되지 않을 수도 있다.

췌장암 환자는 일반 당뇨병 환자보다 혈당 조절이 잘 되지 않기 때문에 치료 중 과다한 당치료로 저혈당 증상이 오지 않도록 주의해야 한다. 저혈당은 식사량에 비해 당뇨병 약, 대개 인슐린 주사가 과다하게 투여되었을 때 많이 발생하는데, 특히 췌장 전절제술 환자가 저혈당에 매우 취약하다. 따라서 췌장 전절제술 환자는 고혈당이 발생하지 않도록 신경 쓰는 것도 중요하지만, 저혈당이 발생하지 않는 정도의 범위에서 다소 느슨하게 혈당 조절 목표치를 잡는 것이 좋다. 식후 혈당은 140~180mg/dL 사이를 유지하고, 공복 혈당이 110mg/dL 미만으로 내려가지 않도록 주의한다.

췌장암 환자가 혈당 수치를 엄격히 조절하지 않는 이유는 암과 싸우려면 충분한 영양소를 섭취해야 하기 때문이다. 합병증 예방을 위해 혈당 수치를 엄격히 관리하기보다 잘 먹고 항암치료를 받는 것이 더 중요하다.

당뇨병 관리를 위한 식사요법

당뇨병 진단을 받으면 영양사와 상담을 통해 자신에게 맞는 식이요법을 병행해야 한다. 균형적인 영양 섭취가 당뇨병을 관리하는 데 가장 중요하기 때문이다. 혈당을 조절하려면 단 음식을 자제해야 하는데, 곡류와 같은 탄수화물도 체내에서 분해되어 흡수될 때는 포도당으로 바뀌기 때문에 탄수화물의 과다 섭취를 피해야 한다. 혈관 이상을 유발하는 지방의 섭취도 자제하며, 단백질과 채소는 충분히 섭취한다.

다음은 당뇨병 식사요법의 기본적인 8가지 원칙이다.

① 처방된 식사량은 꼭 지켜 섭취한다.

② 세 끼 식사는 규칙적으로 정해진 시각에 한다.

③ 음식의 간은 되도록 자극적이지 않고 싱겁게 한다.

④ 육류를 조리할 때 껍질이나 지방은 제거한 후 사용하고 버터, 생크림 등 지방 식품의 섭취를 줄인다.

⑤ 외식할 때는 설탕을 많이 넣은 음식이나 튀긴 음식, 중국 음식, 성분을 알 수 없는 식품 등을 피한다.

⑥ 기름의 양을 줄이기 위해 튀김이나 전보다는 볶음, 구이, 찜, 조림 등 조리 방법을 선택한다.

⑦ 섬유소가 풍부한 식품을 충분히 섭취한다. 예를 들면 흰밥 대신 현미밥이나 잡곡밥, 식빵 대신 통밀빵, 녹즙이나 주스 대신 생채소나 생과일을 선택한다.

⑧ 평상시 피해야 할 식품들을 꼭 염두에 둔다.

피해야 할 식품들 : 설탕(흑설탕, 백설탕), 껌, 콜라, 사이다, 꿀, 케이크, 과자, 시럽, 파이, 잼, 과일 통조림, 사탕 등

항암제 부작용 관리

항암제 부작용은 항암화학요법과 관련해 예상되거나 혹은 의도치 않게 발생하는 증상으로 항암제 종류에 따라, 환자에 따라 다르게 나타난다. 부작용이 클 경우 항암제 투여 용량을 조정하거나 약물을 변경해야 한다. 대부분의 부작용은 항암제를 중단하면 수일 내 증상이 사라지지만, 수개월간 증상이 악화될 경우 담당 의사의 조치가 필요하다.

항암약물치료 시 부작용은 피할 수 없다

항암제 부작용은 항암화학요법 시행 시 예상되거나 혹은 의도치 않게 나타나는 징후나 증상을 말한다. 항암제 종류에 따라, 환자에 따라 부작용이 다르게 나타나며 발생하는 증상의 종류와 정도에도 차이가 있다.

치료를 받는 환자에게 어떤 부작용이 일어날지 예측하기란 사실 어렵다. 항암화학요법 시 최대한의 효과를 얻기 위해서는 어느 정도의 부작용은 피할 수 없다. 그렇다고 모든 환자가 항암제 부작용을 경험하는 것은 아니다. 단, 항암약물치료의 효과보다 부작용이 크다면 항암제의 투여 용량을 조정하거나 약물의 종류를 변경 혹은 중단해야 한다. 항암약물치료를 중단하거나 완료하면 정상세포들이 이전의 상태로 회복되기 때문에 대부분의 부작용은 일정 시간이 지나면 사라지지만, 수개월에 걸쳐 지속되는 경우도 있다.

항암화학요법은 나타날 수 있는 항암제의 부작용을 잘 이해하고, 부작용 발생 시 의료진과의 상담을 통해 관리 및 대처법을 찾는 것이 무엇보다 중요하다.

항암제의 주요 부작용

항암화학요법은 약물을 이용해 암세포의 무분별한 분열과 성장을 억제하거나 암세포를 죽이는 치료다. 암세포는 정상세포보다 빠르게 자라고 불규칙하게 성장하는데, 세포독성 항암제는 암세포의 이런 특징을 이용해 암세포에만 선택적으로 작용한다. 암세포의 세포분열 과정이 빠르게 진행될수록 세포독성 항암제의 효과가 더 크게 나타난다.

문제는 우리 몸의 정상세포도 일정 속도로 분열한다는 것이다. 특히 골

> **TIP ▶ 반드시 병원을 방문해야 하는 상황**
>
> • 감염의 가능성이 있는 경우 : 38도 이상의 열과 오한이 지속될 때, 발적과 통증을 동반한 피부 상처가 발견될 때
> • 탈수 의심 증상이 있는 경우 : 소변량이 감소하고 심한 입 마름이 있을 때

수에서 만들어지는 혈액세포, 구강 및 위장관의 점막세포, 머리카락의 모근세포 그리고 생식세포가 비교적 빠르게 분열한다. 이러한 세포들은 정상적인 상태임에도 세포독성 항암제의 공격을 받아 그에 따른 부작용이 나타난다. 대표적으로 골수기능의 억제(호중구감소증, 빈혈, 혈소판감소증), 구내염, 소화기계 증상(식욕 감소, 오심과 구토, 설사와 변비), 피부발진과 탈모, 불임 등 생식능력의 문제가 발생할 수 있다.

골수기능의 억제

항암제치료 후 흔히 발생하는 혈액학적 주요 부작용에는 호중구감소증, 빈혈, 혈소판감소증이 있다.

호중구감소증

혈액 내 호중구(백혈구의 일종)가 감소하는 것으로, 절대호중구수ANC, Absolute Neutrophil Count가 500/㎣ 미만이거나 1,000/㎣ 미만에서 향후 48시간 내에 500/㎣ 미만으로 감소할 것으로 예상되는 상태다. 항암화학요법 시행 후 7~14일에 발생하며, 발열이 동반되기 이전에 즉각적인 치료가 필요하다. 구강 내 체온이 38.3도 이상이거나 38도 이상의 발열이 1시간 동안 지속되면 심한 합병증으로 이어지기 쉽고, 드물게는 패혈증에 이르러 사망할 수 있기 때문이다.

호중구감소증은 G-CSFGranulocyte Colony-stimulationg Factor를 치료제로 사용하는데, 발열이 없는 경우 호중구수 500 미만~1,000/㎣까지는 보험 급여로 투여받을 수 있다. 발열을 동반한 호중구감소증 환자는 호중구수 1,000 미만~3,000/㎣까지 사용이 인정된다. 그러나 환자의 상태와 항암제의 종류에 따라 고위험군으로 판단되면 G-CSF의 예방적 투여를 고려한다.

빈혈

헤모글로빈의 감소로 인해 심한 피로감이 갑자기 발생하거나 숨이 찰 수 있다. 그 외에 어지러움, 두통, 빈맥이 동반될 수 있다. 항암제 때문에 조혈기능이 떨어져 발생하기도 하지만 혈변, 혈뇨, 토혈, 질 출혈 등의 외부 출혈은 반드시 검사를 통해 원인을 찾아야 한다. 증상과 기저 질환에 따라 헤모글로빈 수치 8~10g/dl을 유지하기 위해 수혈을 시행할 수 있다. 최근에는 적혈구성장촉진인자ESA, Erythropoiesis Stimulating Agent를 사용하기도 한다.

혈소판감소증

말초 혈액 내 순환 혈소판 수치가 감소하는 현상이다. 골수 억제로 인해 발생하며, 출혈이 있을 때는 혈소판 수혈을 진행하기도 한다.

구내염

항암제를 투여한 지 5~7일 후 입안의 점막세포에 나타나는 염증성 반응이다. 구강 내 염증이 발생하면 점막이 부어오르고 통증으로 인해 음식이나 침을 삼키기 어려워진다. 10~14일이 지나면 대개 자연적으로 회복되지만, 증상이 심할 때는 적극적인 관리가 필요하다.

통증으로 24시간 동안 먹지 못해 체중이 감소하거나 입안에 끈끈한 백태, 궤양, 출혈이 동반될 경우 의료진의 상담이 필요하다. 심한 통증으로 식사량이 감소해 일상생활이 불가능할 때는 진통제 투여와 정맥 영양치료를 해야 한다.

관리법

- ⊘ 구강 청결 및 치아 관리에 신경 쓰기
- ⊘ 양치 후 가글링 1회 30초씩 하루 3~4회 시행
  (가글 용액 : 생리식염수(또는 물 500mL + 소금 1/4 티스푼) 또는 중조가글액(생리식염수 1L + 중탄산나트륨 파우더 10g)
- ⊘ 가글액은 너무 차갑거나 뜨겁지 않게 실온 정도로 유지하기
- ⊘ 알코올이 함유된 구강청결제 사용하지 않기
- ⊘ 뜨겁고 맵고 거칠고 신맛 나는 음식 등 자극적인 식단 피하기
- ⊘ 입술 주위에 보습제 충분히 바르기
- ⊘ 수분 섭취를 늘리고 경구 섭취량이 적을 경우 비타민 C 보충하기

소화기계 증상

식욕 감소

항암제 부작용의 가장 흔한 증상으로, 음식을 먹으려는 의욕이 떨어져 음식 섭취가 줄어드는 것을 말한다. 식욕 감소는 연하곤란(삼킴 장애), 구내염, 오심과 구토, 입맛의 변화, 조기 포만감, 통증 우울증 등의 원인으로 발생할 수 있다. 암의 성장에 따라 식욕을 저하시키는 물질이 암세포에서 분

비되면서 나타난다.

일주일에 2% 이상, 한 달에 5% 이상 체중이 감소하거나 오심, 구토, 변비, 설사, 구내염, 연하곤란 등을 동반하면서 섭취량이 현저히 줄어들면 의료진과 상담이 필요하다. 중증의 탈수 증상이 있거나 24시간 동안 경구 섭취가 전혀 없는 환자는 정맥 주사나 튜브를 통해 영양분을 공급해야 하므로 입원해 치료를 받아야 한다.

관리법

- ✅ 하루에 5~6회 소량씩 자주 식사하고, 배고플 때까지 기다리지 않기
- ✅ 가장 배고플 때 섭취량 늘리기
- ✅ 통조림 수프, 냉동식품, 샌드위치 등을 활용해 식사 준비 시간 단축하기
- ✅ 소화를 촉진하기 위해 식후에 바로 눕지 않고 30~60분 정도 앉아 있기
- ✅ 가벼운 운동 등 신체활동하기
- ✅ 포만감을 피하기 위해 식사시간 30분 전에는 수분 섭취 제한하기
- ✅ 고단백, 고열량 음식 선택(치즈, 요거트, 달걀, 밀크셰이크 등 유제품)하기
- ✅ 필요한 경우 영양 보충제 섭취하기

오심과 구토

모든 항암제가 오심(메스꺼움)과 구토를 일으키진 않는다. 오심과 구토는 투여되는 약물의 종류, 용량, 기간 그리고 연령, 개인의 특성에 따라 다양하게 나타난다. 항암제 투여 후 1~2시간 이내 또는 24시간 이후에 나타

날 수 있다. 구토 증상을 심하게 경험했던 환자는 약물을 투여하기 전에 미리 증상을 호소하기도 한다. 이를 예방하고 경감시키기 위해 항암제 투여 전후에 항구토제를 투여한다.

평소보다 메스꺼움과 구토가 좀 더 생기거나 일상생활에 제한이 있는 경우 식전에 규칙적으로 처방된 항구토제를 복용한다. 약물을 복용해도 오심이나 구토가 하루 이상 지속되거나 탈수 증상이 발생하면 병원 치료를 받아야 한다.

예방 및 관리법

- ⊘ 울렁거릴 때 음식 준비나 먹는 것 피하기
- ⊘ 튀김이나 향신료가 들어 있는 냄새 강한 음식 피하기
- ⊘ 소량의 음식을 자주 섭취하기
- ⊘ 생강으로 만든 음식이나 페퍼민트 차 섭취하기
- ⊘ 기분 전환을 위해 음악을 듣거나 가벼운 운동하기

설사와 변비

설사는 장의 운동 이상과 장상피세포의 독성이나 분비 기능 이상으로 발생한다. 환자 중 50~80%가 항암제 부작용으로 설사를 경험한다. 설사가 지속되면 복통, 탈수, 전해질 불균형 등이 나타날 수 있으므로 적절한 식이 조절과 지사제, 수액주사 등 약물치료를 해야 한다. 설사의 양상이 물과 같은 경우, 하루 이상 지속되거나 혈액이 섞여 나오는 경우, 발열과 심한 복

부 통증이 동반되는 경우 의료진 상담이 필요하다.

변비는 통증으로 인해 마약성 진통제를 복용하거나, 신체활동이 감소되어 대장운동이 원활하지 못해 변의 대장 통과시간이 길어지면서 생긴다. 또 음식물 섭취가 적으면 대변을 충분히 만들지 못해 변비가 더 심해질 수 있다. 복통을 동반하거나 배변 후에도 직장에 뭔가 가득 찬 느낌이 들 때, 유동성 배설물 누출 등의 증상이 있을 때는 진료를 받아야 한다.

설사 관리법

⊘ 보리차, 맑은 유동식 등 수분 충분히 섭취하기

⊘ 식사는 소량씩 자주 섭취하기

⊘ 콩, 생채소, 생과일, 옥수수, 양배추, 탄산음료 등 장을 자극하거나 가스를 생성시키는 음식 피하기

⊘ 강한 양념이나 커피, 홍차 등 카페인 음료 피하기

⊘ 신맛 나는 음식, 매운 음식, 소화하기 어려운 기름진 음식, 거친 섬유질이 많은 채소, 딱딱한 식품 피하기

⊘ 우유와 유제품을 먹을 때는 우유에 있는 유당이 설사를 악화시킬 수 있으므로 주의하기

⊘ 실온 온도의 음식 섭취하기

⊘ 설사로 항문 주위의 피부가 자극을 받아 부어 있을 때는 배변 후 항문 주변을 따뜻한 물로 씻은 다음 충분히 건조하기

변비 관리법

- ⊘ 규칙적인 식사습관 들이기

- ⊘ 국, 찌개, 오이냉국, 동치미, 수프 등 수분을 많이 함유한 음식 섭취하기

- ⊘ 주스, 스포츠음료, 아이스크림 등 섭취하기. 단 커피, 차, 자몽주스는 이뇨작
  용을 하므로 피하기

- ⊘ 고섬유 식품인 곡식류, 생채소, 콩과 오렌지, 딸기, 사과 등 섬유질 섭취하기.
  단 일부 심한 변비 환자가 섬유질을 과다하게 섭취하면 복부팽만 등이 생길
  수 있으므로 한꺼번에 과다한 섬유소 섭취는 피하기

- ⊘ 규칙적인 배변습관 들이기

- ⊘ 운동으로 활동량 증가시키기

피부발진과 탈모

항암제에 따라 두드러기, 구진, 여드름, 뾰루지 모양의 피부발진이 발생
한다. 약물 작용에 대한 피부의 염증 반응으로 전신에 나타날 수 있으며,
국소적으로도 일어날 수 있다. 항암제 부작용으로 나타나는 피부발진은
일반적인 경우와 다를 수 있으므로 의료진 상담이 필요하다.

머리와 몸의 모낭은 빠르게 자라고 분열하는 세포들로 구성되어 있어
세포독성 항암제의 영향을 쉽게 받는다. 항암화학요법으로 인한 탈모는
두피에서 가장 두드러지며 눈썹과 속눈썹, 음부, 겨드랑이 등의 체모에
서도 일어난다. 탈모는 항암화학요법을 시작하고 약 2주 후에 나타난다.
현재까지 탈모에 대해 효과가 규명된 치료는 없다. 따라서 항암제 투여

가 종료된 이후 머리카락이 다시 자라기 시작할 때 관리가 무엇보다 중요하다.

탈모 관리법

- ⊘ 순한 샴푸 사용하기
- ⊘ 머리 감을 때 모발을 비비지 말고 부드러운 솔을 사용해 가볍게 두드리기
- ⊘ 헤어드라이어기, 고데기, 헤어밴드, 헤어핀, 헤어스프레이 사용 금지
- ⊘ 탈색이나 염색 금지
- ⊘ 탈모 전에 머리카락을 짧게 자르거나 면도하기
- ⊘ 탈모 후 머리를 가려 따뜻함을 유지하고 직사광선 피하기
- ⊘ 완전 탈모 이전에 가발이나 헤어피스 미리 준비하기
- ⊘ 머리카락이 다시 자라기 시작하면 일주일에 2번 이상 머리 감지 않기

말초신경병증

항암제에 의해 말초 신경계가 손상을 받아 나타난다. 손과 발의 저림 증상, 통증, 피로감이 주요 증상이다. 항암제를 중단하면 수일 내 증상이 호전되지만, 수개월간 증상이 악화되기도 한다. 아직 말초신경병증의 효과적인 치료 약제는 알려져 있지 않다.

증상이 악화되어 일상생활에 지장이 발생하는 경우 의료진 상담이 필요하다. 항암제와 연관된 말초신경병증은 예방법이나 치료 약제가 없어 일차적인 예방은 불가능하다. 초기 징후나 증상을 유심히 살피고, 더 심각하

게 진행되는 것을 예방하기 위해 항암제 변경, 약제의 용량 조절, 투여 경로 변경 등의 조치가 필요할 수 있다.

관리법

- 옥살리플라틴 항암제를 투여받고 있다면 차가운 것 피하기
- 감각 이상으로 인한 화상이나 동상 등의 상해 방지를 위해 장갑이나 신발 착용하기
- 욕조나 계단 이용 시 난간을 사용하고 미끄럼 방지 매트, 샤워 의자 사용해 낙상 예방하기
- 발의 위치 감각 이상 시 운전 금지
- 근력 유지를 위해 걷기 등 가벼운 운동하기
- 통증, 무감각, 저림 등의 증상이 심한 경우 추가적인 처치와 약물 처방 받기

PART 5

췌장암
예방하기

/

췌장암을 예방하려면 암을 유발할 수 있는 위험 요소를 피해야 한다. 가장 위험한 요소는 바로 흡연이다. 반드시 금연하고, 건강을 유지하기 위해 음식을 골고루 섭취하는 식습관을 들여야 한다. 규칙적인 생활과 운동으로 비만을 관리하는 것 또한 중요하다. 무엇보다 정기적인 건강검진을 통해 암이 되기 전 단계인 전암성 병변을 조기에 발견해야 한다. 그래야 췌장암을 예방할 수 있다.

췌장암, 예방할 수 있다

췌장암 진단을 받으면 그때는 치료하기가 쉽지 않다. 그렇기 때문에 일상생활에서 췌장암을 발병시키는 위험 요소를 최대한 피하고, 예방하는 데 힘써야 한다. 올바른 식습관과 생활습관도 췌장암을 예방하는 데 도움이 된다.

췌장암을 유발할 수 있는 위험 요소를 제거한다

일반적으로 흡연과 과음, 비만은 암을 발생시키는 요인이다. 췌장암도 이와 무관하지 않다. 일단 췌장암의 가장 큰 위험 요소로 꼽히는 것이 흡연이다. 췌장암 환자의 20~30%가 흡연과 관련 있고, 담배를 많이 오래 피울수록 위험도가 높아진다. 췌장암을 예방하려면 무엇보다 금연이 중요하다. 비만은 고혈압, 당뇨병 등 각종 성인병의 원인이 된다. 뚜렷한 상관관계가 밝혀지진 않았지만, 당뇨병도 췌장암의 위험 인자로 지목되고 있으므로 비만을 관리하는 것이 췌장암 예방에 도움이 될 수 있다.

금연을 한다

흔히 담배를 두고 '백해무익'이라고 한다. 담배가 몸에 해로운 것은 물론 각종 질병의 원인이 되기 때문이다. WHO 총회에선 담배를 '인류의 적'이라고 선언하기까지 했다. 다른 암 발생에도 영향을 끼치지만, 흡연은 지금까지 밝혀진 가장 명백하고도 밀접한 췌장암의 위험 요소다. 담배와 가장 밀접한 암은 폐암인데, 췌장암이 폐암 다음으로 담배와 연관성이 높다.

췌장암 환자 중 흡연자가 비흡연자보다 2~3배가량 많다. 위험성 또한 흡연량에 비례하는데, 하루에 1~2갑 담배를 피우는 사람은 비흡연자보다 췌장암 발생률이 10배 가까이 높다. 담배를 끊은 경우라 하더라도 10년 이상 지나야 췌장암에 걸릴 위험이 담배를 피우지 않는 사람만큼 낮아진다.

간접흡연 또한 췌장암의 위험 인자다. 어릴 적 간접흡연에 노출된 경우 췌장암의 위험도가 2.5배, 집이나 직장에서 노출된 경우 1.5배 높아진다. 따라서 금연을 하고 간접흡연을 피하는 것이 췌장암 예방을 위한 가장 중요한 생활습관이다.

적정 체중을 유지한다

높은 체질량지수(BMI), 즉 비만 역시 췌장암의 위험 요소다. 비단 췌장암뿐만 아니라 비만은 만병의 근원이다. 비만은 섭취하는 영양분에 비해 에너지 소비가 적어 여분의 에너지가 체지방의 형태로 축적되는 현상이다. 다시 말해 먹은 것에 비해 활동량이 부족할 때 생긴다. 개념은 단순하지만 불규칙한 식습관이나 과다한 음식 섭취, 운동 부족, 내분비 계통 질환, 유전적 요인, 정신적 요인, 약물 등 다양한 원인으로 발생한다.

국내 기준으로 체질량지수가 18.5~22.9일 때 정상으로 본다. 23~24.9를 비만전단계, 25~29.9를 1단계 비만, 30~34.9를 2단계 비만, 35 이상을 3단계 비만으로 정의한다. 현재 비만이라면 채소와 과일 섭취에 비중을 두고 기름진 육류 같은 고지방·고칼로리 식이를 피하며, 운동을 통해 체지방을 줄여야 한다. 몸에 무리가 가지 않으면서 요요 없이 안전하게 감량하려면 일주일에 0.5~1kg씩 체중을 줄이면 된다.

고도비만인 사람은 운동만으로 체중 감량이 쉽지 않다. 체중 때문에 관절에 무리가 가는 등 부상의 위험이 있어 운동을 시작하는 것 자체가 어렵다. 또 늘어난 위 때문에 일반적인 식사량으로는 포만감을 느끼지 못한다. 이럴 때는 의사와의 상담을 통해 체계적이고 장기적인 체중 감량을 계획해야 한다.

TIP 체질량지수 계산법

키와 몸무게를 이용해 체지방의 양을 측정하는 방법이다.

$$BMI = 체중(kg) / 신장(m)^2$$

지나친 음주를 피한다

술은 췌장암의 직접적인 요인은 아니지만, 알코올의 대사물인 아세트알데히드는 발암물질로 췌장의 손상을 유발한다. 알코올이 신체에 들어오면 구강, 식도, 간 등의 세포들이 자극을 받는데, 이러한 자극이 암 발생을 촉진시키고 면역기능을 떨어뜨려 결국 각종 염증 반응에 취약해진다.

최근 연구 결과 매일 9잔 이상 과음하는 사람은 하루 1잔 미만으로 술을 먹는 사람보다 췌장암의 위험도가 1.6배 높았다. 또 과음하는 사람은 술을 마시지 않는 사람보다 10년 일찍 췌장암으로 진단되며, 맥주가 위스키 같은 증류주나 와인보다 췌장암을 더 일찍 발병시킨다는 보고도 있다.

특히 만성적인 음주는 만성 췌장염을 유발하는데, 이는 췌장암의 대표적인 위험 인자다. 따라서 가급적 지나친 음주를 피하는 것이 췌장암을 예방하는 데 좋다. 커피는 아직 췌장암과의 관련성이 밝혀지지 않았다.

가공육류의 소비를 줄인다

햄, 베이컨, 소시지와 같은 가공육류는 췌장암의 발생을 증가시키는 요인이다. 1주일에 300g 이상의 붉은 고기를 섭취하면 췌장암의 위험도가 증가하므로 되도록 피하는 것이 좋다. 반대로 췌장암 예방에 도움이 되는 식품은 채소와 과일이다. 토마토, 수박, 포도 등에 포함되어 있는 리코펜과 같은 항산화물질은 췌장암의 위험도를 줄인다. 최근 연구에 따르면 비타민 C, 비타민 E, 셀레늄의 섭취가 높을수록 췌장암의 위험도가 감소한다.

TIP **교정 가능한 위험 인자**

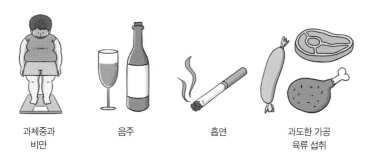

| 과체중과 비만 | 음주 | 흡연 | 과도한 가공 육류 섭취 |

조기 발견이 최선의 예방이다

모든 병이 그렇듯 췌장암도 조기 발견이 최선의 예방법이다. 통증이나 몸의 이상이 나타나 췌장암을 진단받을 때는 이미 벌써 췌장암이 상당히 진행된 상태이기 때문이다. 췌장암이 고약한 암이라는 것은 앞에서 충분히 설명했으므로, 치료가 어려운 상태가 되기 전에 발견하는 것이 무엇보다 중요하다. 우선 정기검진을 생활화한다. 다시 말해 췌장암과 관련된 비특이적 증상이 지속되거나 연관 병변이 있다면 관심을 갖고 주기적으로 검사를 받아 상태를 확인해야 한다.

지속적인 관심과 검사가 필요하다

안타깝게도 췌장암을 조기 발견하기 위해 증상이 없는 환자에게 시행할 수 있는 검사는 없다. 하지만 고령에서 당뇨병이 발생하거나 오랜 기간 만성 췌장염을 앓고 있는데 갑자기 체중이 감소한다면 적극적으로 췌장암 진단을 위한 검사를 받아야 한다. 이런 증상들이 췌장암을 의심할 수 있는 몇 안 되는 특별한 증상이기 때문이다.

췌장 낭종을 갖고 있는 환자들은 낭종이 암으로 진행되는 경우가 많다. 따라서 췌장암 조기 발견을 위해 정기적으로 복부 전산화단층촬영과 내시경초음파를 받는 것이 좋다. 내시경초음파는 시술자의 숙련도에 따라 검사 결과가 달라질 수 있지만, 췌장을 정밀하게 살피는 데 더없이 좋은 검사다.

우리나라에는 드물지만 췌장염 가족력이 있거나, 50세 이전인 췌장암 발병 환자의 직계 가족에 1명 이상 있거나, 나이와 관계없이 직계 가족에 2명 이상의 췌장암 환자가 있을 때는 가족성 췌장암을 의심하고 주의를 기울여야 한다. 본히펠린다우 증후군과 같은 유전적 질환이 있을 때도 췌장암의 발생 여부를 알아보는 추적 관찰이 필요하다.

CHOLANGIOCARCINOMA

담도암·담낭암
완치 설명서

PART 1

담도암·담낭암
바로 알기

담도는 간에서 만들어진 담즙을 십이지장으로 흘려보내는 기관이다. 길쭉한 주머니 모양의 담낭은 40~50mL 크기로, 간 밖의 담도에 담낭관이라는 가는 관으로 연결되어 간 밑 바닥에 붙어 있다. 암이 담도에 생기면 담도암(담관암), 담낭에 생기면 담낭암이 된다. 담도암과 담낭암은 전체 암 가운데 2.9%를 차지하며, 암 발생 빈도는 8위다. 5년 생존율은 20~40%에 불과하다.

담도암·담낭암이란?

담도암은 담도를 관의 안쪽에서 감싸고 있는 담관 상피에서 발생하는 암이다. 간에 있는 담도에 암이 생기면 간내 담도암이고, 간 밖의 담도에 생기면 간외 담도암이다. 담낭암은 담낭 내벽을 싸고 있는 상피세포에서 발생하는 암이다. 담낭 점막 아래에 있는 혈관과 림프관을 통해 주변 장기인 간으로 쉽게 침범하고 암의 원격 전이도 빠른 편이다.

담도암은 발생 부위에 따라 구분된다

담도암은 어디에서 발생하느냐에 따라 2가지로 구분된다. 간 안의 담도에 암이 생기면 간내 담도암, 간 밖의 담도에 생기면 간외 담도암이다. 간외 담도는 담즙이 흐르는 도관인데, 위장관과는 달리 관이 얇아 상피세포 바깥쪽의 근육조직이 잘 발달되어 있지 않다. 그래서 간외 담도암은 점막에 생긴 암이 담도 밖으로 쉽게 진행된다.

간내 담도암

간내 담도에 생긴 담도암은 간세포에 생기는 간암과 모양이 비슷하다. 다시 말해 간조직에서 공간을 차지하는 종괴의 형태로 발견된다. 그러나 복부 CT나 MRI 같은 영상검사로 담도암과 간세포암은 쉽게 감별된다.

간내 담도암은 담즙의 흐름을 막지 않기 때문에 일반적으로 초기 증상이 없다. 종괴가 커져야 증상이 발생한다. 우리나라에서 간내 담도암이 생기는 주원인은 간흡충증으로, 종괴가 전이되지 않고 간의 한곳에 국한되어 있다면 간 절제 수술을 해서 치료한다.

간외 담도암

간외 담도암은 좌우측 간과 담도가 만나는 곳에 생기는 간문부암과 간문부 하방에 발생하는 총담관암으로 나뉜다. 간문부암은 전체 간외 담도암의 3분의 2, 총담관암은 3분의 1을 차지한다.

간문부암은 좌우 간내 담도의 입구 중 한 곳이 완전히 막혀도 다른 한쪽 간으로 담즙이 흘러나와 보상 작용으로 간기능이 유지되기 때문에 좌우 간내 담도의 입구가 모두 막힐 때까지 증상이 거의 없다. 대부분 암이 상당

[담도암의 종류]

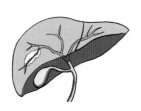 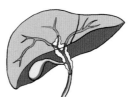 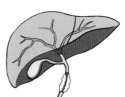

간내 담도암   간외 담도암(간문부암)   간외 담도암(총담관암)

히 진행된 상태에서 발견되기 때문에 수술 시 담도뿐 아니라 간 한쪽을 동시에 절제하는 경우가 많다.

이에 반해 총담관에 발생하는 암은 간문부암보다 비교적 조기에 담도를 막아 수술적 완치의 기회가 많다. 하지만 종괴를 형성하는 간내 담도암과는 달리 간문부암과 총담관암 모두 담도벽을 따라 진행하기 때문에 영상 검사를 통해 예측한 암보다 실제로는 암이 많이 진행된 경우가 적지 않다. 또한 암세포가 정상 담도 상피 아래로 진행되기도 하고, 암의 원발부위에서 정상조직을 건너뛰어 병변이 떨어져 있는 경우도 많다. 그래서 수술로 완전 절제를 하더라도 남은 담도에 암이 남는 경우가 많다.

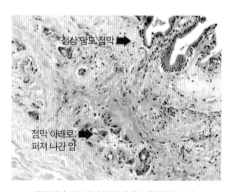

담도암이 담도에서 점막 아래로 침범하는 모습

형태에 따른 담도암의 종류

담도암은 자라는 형태에 따라 종괴형, 침윤형, 내강 돌출형 이렇게 3가지로 구분한다. 종괴형은 담도암이 덩어리를 형성하는 것으로, 전체 담도암에서 59%를 차지한다. 침윤형은 담도에서 암이 발생해 담도 안과 밖으로 침범하는 것으로, 전체 담도암에서 7% 정도 차지하며 종괴형과 혼합된 형태로는 20% 정도의 비율로 나타난다. 내강 돌출형은 담도 안에 개구리알 모양으로 발생하는 담도암으로, 예후가 가장 좋지만 전체 형태 중에서 4% 정도로 가장 낮은 비율을 차지한다.

[담도암의 종양 형태]

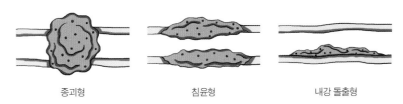

| 종괴형 | 침윤형 | 내강 돌출형 |

담낭암은 조기 발견이 어렵다

담낭암은 담낭 내벽을 싸고 있는 상피세포에서 발생하는 암이다. 담낭은 담즙의 통로인 담도 옆에 달려 있기 때문에 이곳에 암이 생겨도 상당히 진행되기 전에는 담즙의 흐름을 막지 않아 발견하기가 쉽지 않다. 또한 통증과 같은 특이 증상도 없어 검진 목적으로 복부초음파 등을 시행하기 전에는 초기에 발견하기가 매우 어렵다.

담낭의 조직학적 특성도 병의 진행을 촉진하고 조기 진단을 어렵게 한다. 담낭벽은 담도보다 두껍지만, 상피세포 아

담낭암

145

래의 근육층이 판구조로 된 위장관과 달리 얇은 근육 뭉치들이 흩어져 있다. 그래서 상피세포에 생긴 암이 하부 구조로 진행될 때 위장관암에서는 근육층이 어느 정도 암의 진행을 막는 장벽 역할을 하지만 담낭벽은 그렇지 못하다. 근육층을 쉽게 침범하는 담낭암은 담낭 점막 아래에 있는 혈관과 림프관을 통해 주변 장기인 간으로 쉽게 침범하고 원격 전이도 빠르다. 이런 이유로 담낭암은 아주 초기가 아닌 이상 담낭과 접해 있는 간의 일부를 같이 절제하는 수술을 진행한다.

간혹 담석이나 담낭용종 수술 후 예상치 않게 암이 발견되는 경우가 있다. 담낭암 초기인데 용종 표면에 극히 미세한 암이 발견됐다면 담낭 절제술만으로도 경과 관찰이 가능하다. 하지만 암이 담낭의 근육층까지 침범했다면 담낭과 접하고 있는 간의 일부를 절제해야 한다. 물론 암의 위치가 간과 가까운 담낭의 기저부에 있는지 간과 떨어진 부위에 있는지에 따라 추가 수술 여부가 결정된다.

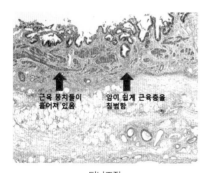

담낭조직

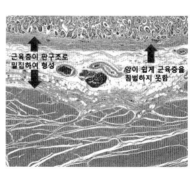

위장관 근육층

담도암·담낭암을
일으키는 요인

담도암과 담낭암을 유발하는 직접적인 원인은 정확히 밝혀지지 않았지만, 환경적 요인과 유전적 요인이 복합적으로 관여한다고 알려져 있다. 담도암을 유발할 수 있는 위험 요소로는 만성 간담도 기생충 감염, 간내 담석증, 선천성 담도 이상, 원발성 경화성 담관염, 만성 간담도계 질환 등이 있다. 담낭암을 일으킬 수 있는 위험 요소로는 췌담관합류 이상, 석회화 담낭, 담낭용종, 근샘종증 등이 지목된다.

담도암을 유발할 수 있는 위험 요소

담도암은 환경적 요인과 유전적 요인이 복합적으로 작용해 발병한다. 담도에 발생한 질환들이 장기간 유지될 경우 담도암을 일으키는 원인이 될 수 있다. 간흡충증은 동양권에서 많이 발생하는데, 특히 우리나라에서 많이 발생해 담도 결석과 간디스토마 환자의 유병률이 높다. 담도암을 유발하는 담도계 질환은 다음과 같다.

만성 간담도 기생충 감염

간흡충증은 기생충인 간흡충(클로노키스시넨시스)이 담도에 기생하면서 담도 상피세포에 만성 염증을 유발하고 악성화를 일으키는 질환이다. 주로 민물고기나 담수 조개류를 날것으로 먹었을 때 감염된다. 지금까지 알려진 담도암을 유발하는 위험 인자 중 가장 위험도가 높으며, 우리나라 담도암 환자의 약 10%가 간흡충증이 원인일 것으로 추정된다.

간흡충에 감염된 사람은 담도암 발병 위험도가 정상인보다 5배나 높으며, 간흡충에 감염된 사람들이 많은 지역일수록 담도암의 발병률이 높다. 이런 이유로 낙동강 유역 거주자의 담도암 유병률이 타지역보다 월등히 높다. 또한 우리나라를 비롯해 중국, 동남아시아의 베트남 등에서 감염률이 높은 편이다.

간흡충은 감염된 사람의 간이나 담도에 기생하면서 복통, 소화불량, 황달 등을 일으킨다. 치료하지 않은 상태로 간흡충 감염이 지속되면 간흡충

TIP **간흡충증**

간흡충은 간디스토마라고도 하며 주로 민물고기를 날로 먹었을 때 감염된다. 간흡충은 1~2cm 크기의 기생충으로 붕어, 잉어, 피라미 등 30여 종의 담수어가 중간 숙주고, 사람이 감염되면 한 달 후에 성충으로 발육해 몸 안에 충란을 배출한다. 현재 우리나라에서 가장 감염률이 높은 기생충이다. 2004년 전국 간흡충 감염률은 약 3%였는데, 지역별로 보면 도시지역보다 농촌지역이 더 높다. 농촌지역의 감염률은 5% 정도다. 특히 낙동강, 금강, 영산강, 섬진강, 남한강, 탐진강 등의 강 주변 지역에서 간흡충증이 많이 발생하는데, 이 지역에 민물고기 회를 즐기는 사람들이 많기 때문이다. 간흡충증 유행 지역의 간흡충 감염률은 30% 이상이다. 그래서 이 지역의 담도암 발생률은 다른 지역에 비해 높다.

[강 유역별 민물고기를 생식한 적이 있는 사람들 중에서 간흡충증에 걸린 확률]

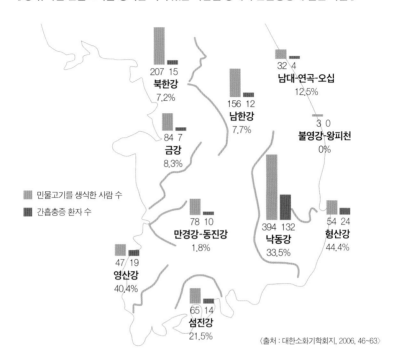

207 15
북한강
7.2%

32 4
남대-연곡-오십
12.5%

156 12
남한강
7.7%

3 0
불영강-왕피천
0%

84 7
금강
8.3%

██ 민물고기를 생식한 사람 수
██ 간흡충증 환자 수

78 10
만경강-동진강
1.8%

394 132
낙동강
33.5%

54 24
형산강
44.4%

47 19
영산강
40.4%

65 14
섬진강
21.5%

〈출처 : 대한소화기학회지, 2006, 46~63〉

[간흡충의 생활상]

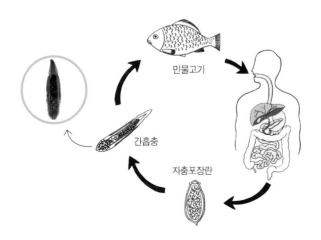

민물고기

간흡충

자충포장란

149

이 각종 물질을 분비하거나 물리적으로 담도 상피세포를 자극해 결국 담도암이 발생할 수 있다.

간흡충증을 진단할 때는 대변충란검사, 복부초음파와 내시경적 역행성 담췌관조영술, 피부 반응검사, 혈액검사를 이용한 기생충 항체검사 등을 시행한다. 이 중 가장 많이 사용하는 검사는 대변충란검사로, 대변에서 간흡충의 알을 찾아내는 방법이다.

치료 약제로는 먹는 약인 프라지콴텔Praziquantel이 있다. 약의 효과가 탁월해서 조기에 치료하면 심각한 합병증을 예방할 수 있고, 완치도 가능하다. 하지만 가장 좋은 예방법은 민물고기를 날로 먹지 않는 것이다.

간내 담석증

간내 담석은 간 안의 담도에 결석이 생기는 질환이다. 서구에서는 전체 담석 환자의 1~2% 미만으로 아주 드물지만, 대만에서는 20%가 보고될 정도로 흔하다. 간내 담석이 담도를 자극해 담도에 장기간 염증이 발생한 경우, 간내 담석으로 담도가 세균에 반복적으로 감염된 경우, 간내 담도가 반복적으로 협착되었다가 확장된 경우 담즙이 정체되면서 담도암이 발생할 수 있다.

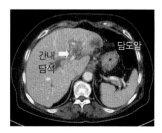

간내 담석이 있고 간이 위축된 상태에서 발생한 담도암

간내 담석이 있으면 간내 담도암의 발생 위험도가 정상인보다 5.7배 높아지며, 전체 간내 담석 환자의 2~10%에서 간내 담도암이 발생한다. 우리나라에서는 간내 담석이 있을 경우 간내 담도암이 발생할 위험도가 50배까지 증가하며, 간내 담석과 담도암의 연관성을 9% 정도라고 보고 있다. 따라서 간내 담석이 발생한 상태에서 담도 협착이 심하고 간이 많이 위축되었다면 담도암을 의심해봐야 한다. 이때 암이 없더라고 가능하면 간 절제 수술을 시행해야 한다.

[담석증이 발생하는 위치]

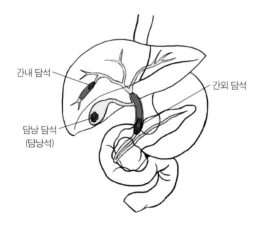

간내 담석

간외 담석

담낭 담석
(담낭석)

선천성 담도 이상

담관낭종은 담도의 일부 또는 전체가 원형이나 타원형 풍선처럼 확장되는 담도계 선천성 기형이다. 담관낭종은 담낭암과 간외 담도암을 유발할 수 있는데, 이는 서양보다 동양에서 흔하다. 담관낭종이 있는 경우 10.6%에서 담도계 암이 발생하는데, 이 중 64.9%가 담낭암, 33.6%가 담도암이

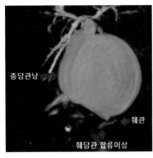

총담관낭

췌관

췌담관 합류이상

췌담관합류 이상과 총담관낭

다. 선천성 담관낭종은 췌담도합류 이상을 동반할 때가 많다. 증상은 복통이나 담도에 염증이 나타나는데, 이러한 증상은 어릴 때부터 나타나기도 하지만 성인이 되어 나타날 수도 있다. 담관낭종은 수술로 치료하는 것이 원칙이다.

췌담관합류 이상은 담관낭종과 매우 밀접한 관계가 있는 선천적 담도 이상으로, 췌관과 담도가 정상보다 십이지장 벽 전에서 미리 만나 십이지장까지 같은 통로를 통해 연결된 것을 말한다. 그러다 보니 췌관의 압력이 담도의 압력보다 높아 췌장액이 담도로 반복적으로 역류하면서 담관염과 담낭염 등이 유발된다. 이러한 만성적인 염증과 자극이 지속되면 담도암이나 담낭암이 발생할 수 있다.

원발성 경화성 담관염

원발성 경화성 담관염은 염증이 담도계 전체를 침범해서 담도폐쇄 및 담도 협착, 섬유화를 일으키며 점진적으로 진행하는 만성 담즙 정체성 간 질환이다. 염증이 발생하는 이유는 몸에서 몸 안의 기관이나 조직을 외부 물질로 인식해 면역 반응을 일으키기 때문이다. 이렇게 발생한 만성 염증이 담즙의 흐름을 막아 담도암을 일으킨다.

원발성 경화성 담관염은 우리나라를 비롯한 동양에서는 드물게 발생하지만, 서양에서는 담도암의 위험 요소로 지목된다. 원발성 경화성 담관염 환자의 6~36%에서 담도암이 발견되고, 연평균 암 발병률은 0.6~1.5%다.

원발성 경화성 담관염 환자 중 진단받을 때 연령이 높은 경우, 대장암 또는 이형성 병력이 있는 경우, 흡연이나 하루 80mL 이상의 알코올을 섭취하는 음주자일 경우 담도암 발병 위험도가 높아진다. 하지만 다행히 우리나라는 원발성 경화성 담관염이 매우 드물어 이로 인해 담도암이 발병하는 경우는 매우 적다.

만성 간담도계 질환

B형 간염 및 C형 간염, 간경변은 간세포암의 원인 인자이자 담도암의 위험 인자로 알려져 있다. 하지만 아직 그 관계에 대해서는 명확히 밝혀지지 않았다. 중국에서는 B형 간염을 가진 환자가 일반인보다 간내 담도암의 발생 위험도가 8.8배 높다. 우리나라 역시 C형 간염과 담도암의 연관성보다 B형 간염과 담도암의 연관성이 높다고 본다. 실제 B형 간염 환자의 담도암 발생률이 C형 간염 환자보다 1.3~2.3배 높다.

담낭암을 유발할 수 있는 위험 요소

담낭암을 유발하는 요인은 아직 명확하게 밝혀진 바 없다. 여러 담도계 질환이 담낭암의 발생과 관련되어 있다고 알려져 있을 뿐이다. 담낭암을 유발할 수 있는 위험 요소는 다음과 같다.

췌담관합류 이상

췌관과 담도는 유두부라는 한 개의 구멍을 통해 십이지장과 만나 각각 췌장액과 담즙을 십이지장으로 배출한다. 한 구멍을 통해 두 개의 관이 만나지만 정상적으로는 췌관과 담도는 서로 교통이 없어야 한다. 하지만 태생적으로 췌담관합류 이상이 생겨 췌관과 담도가 서로 교통하게 되면 문제가 발생한다. 췌관의 압력이 담도보다 약간 높아 음식을 소화하는 자극성의 췌장액이 담도로 역류하게 되는 것이다. 오랜 기간 췌장액이 담낭이나 담도에 자극을 주면 이것이 원인이 되어 담낭 혹은 담도에 암이 발생한다.

[췌담관합류 이상의 형태]

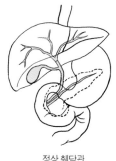 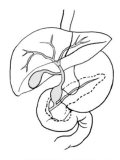 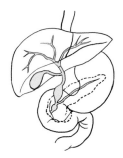

정상 췌담관   췌담관합류 이상(유형 1)   췌담관합류 이상(유형 2)

TIP 췌담관합류 이상은 왜 생길까?

사람의 몸에서 혈관을 제외하면 해부학적 차이 혹은 변이가 가장 많은 장기가 췌관과 담도다. 수정 후 16주 태아의 상태에서 췌장과 담도가 될 조직들이 회전과 융합을 거쳐 성인의 췌관과 담도를 형성한다. 이러한 과정은 태아의 크기가 불과 12~14cm일 때 일어난다. 인체의 발생이 아무리 정교한 신의 섭리를 따른다 하더라도 작은 태아의 몸에서 췌관과 담도가 서로 만나 성인에게서 볼 수 있는 완벽한 형태를 이루는 과정에서 이와 같은 기형이 발생할 가능성이 있다.

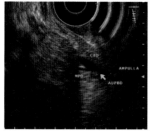 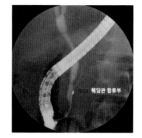

내시경초음파로 확인한 췌담관합류 이상　　　내시경적 역행성 담췌관조영술 검진 사진

　담낭벽이 별다른 이유 없이 두꺼워져 있다면 췌담관합류 이상을 그 원인으로 생각해봐야 한다. 췌담관합류 이상은 MRI나 내시경초음파, 내시경적 역행성 담췌관조영술 등으로 확진할 수 있다. 담낭벽이 두꺼워지는 원인이 선천적 췌담관 기형으로 밝혀지면 담낭암으로 진행되는 것을 방지하기 위해 예방적으로 담낭절제술을 시행한다.

석회화 담낭

　석회화 담낭은 담낭벽이 광범위하게 석회화되어 푸른색의 변성을 보이는 담낭을 말한다. 대개 복부초음파나 전산화단층촬영 시 발견되는데, 석회화 담낭이 있는 경우 12.5~60%에서 담낭암이 발생한다. 담낭벽 전체에 석회화가 있을 때보다 부분적으로 석회화가 있을 때 담낭암의 발생률이 높다. 석회화 담낭이 발견되면 예방적 담낭절제술을 받아야 한다.

 석회화

석회변성으로, 석회성 물질이 낭종 내에 침착하는 현상이다.

담낭용종

담낭용종은 담낭의 점막이 융기되어 내강으로 돌출된 병변이다. 복부초음파가 건강검진 등의 목적으로 널리 시행되면서 담낭용종이 많이 발견된다. 담낭용종은 크게 두 가지로 구분된다. 선종이나 암종 등은 종양성 용종으로, 콜레스테롤 용종, 염증성 용종, 선근종증 등은 비종양성 용종으로 분류한다.

종양성 용종과 비종양성 용종은 구별이 어려워 다양한 검사가 동원된다. 담낭용종은 대부분 복부초음파로 발견된다. 복부초음파는 담낭용종의 유무를 밝히는 데 매우 유용한 검사지만, 후에 암으로 진행할 수 있는 종양성 용종과 암과는 전혀 무관한 콜레스테롤 용종을 감별하는 데는 한계가 있다. 담낭용종을 감별하는 데 가장 유용한 검사는 내시경초음파다. 내시경초음파는 내시경 선단에 장착된 초음파를 직접 담낭과 접해 있는 십이지장이나 위에 위치시켜 담낭을 관찰하기 때문에 복부초음파보다 정밀한 검사가 가능하다.

담낭용종은 조직검사가 불가능하기 때문에 종양의 크기와 모양, 성장 여부 등을 면밀히 관찰해 치료 여부를 결정한다. 용종의 크기가 1cm 이상이거나 무경성 용종인 경우, 담석이 동반된 경우, 용종이 빠른 속도로 자라는 경우 악성의 위험이 일부 있으므로 담낭절제술을 적극적으로 고려해야 한다.

학계에서는 용종의 크기 1cm를 경계로 추적 관찰을 할지, 수술적 절제술을 할지 의견이 갈리지만, 수술 후 용종이 암성 병변으로 판명되는 경우는 매우 적다. 즉 필요 없는 수술을 많이 하게 되어 최근에는 용종 크기가

1cm를 상회하더라도 환자의 나이, 담낭의 상태 등을 고려해 수술을 좀 더 신중히 결정하는 추세다. 단, 용종 주변의 담낭벽이 불규칙하게 두꺼워지거나 점막과 접하고 있는 용종이 점막 아래까지 파고 들어갔다면 용종의 크기와 관계없이 내시경초음파로 병변을 정밀 검사한 후 수술 여부를 결정한다. 이때 수술을 하지 않는다면 짧은 시간 간격으로 병변에 변화가 있는지 추적 관찰을 해야 한다.

근샘종증

근샘종증은 담낭의 점막이 증식하고 근육층이 비대해져서 나타나는 병변이다. 전체 담낭질환의 5~10%에 해당하며 보통 증상이 없어 건강검진 시 발견된다. 두꺼워진 부위에 따라 조직학적으로 미만성, 분절성, 국소성 근샘종증으로 구분한다. 전반적으로 근샘종증은 악성을 동반하지 않는다. 그러나 몇몇 보고에서는 근샘종증에서 담낭암이 발생할 수 있고, 특히 분절성 근샘종증은 담낭암으로 발전할 수 있다고 알려져 있다. 하지만 아직 둘 간의 관계는 확정적이지 않다. 무증상의 근샘종증은 양성 질환이라 담낭절제술의 대상은 아니지만, 정기적으로 검사를 했을 때 담낭벽이 지속적으로 두꺼워지면 전문의와 상의해 수술 여부를 결정해야 한다.

급성 담낭염

급성 담낭염은 담낭암의 위험 인자는 아니다. 하지만 담낭암이 급성 담낭염의 형태로 발견되는 경우가 있다. 담낭과 담도가 연결되는 담낭의 목 부위나 담낭관에 암이 발생하면 담낭에 농축된 담즙이 잘 흘러내리지 못해 담낭염으로 발전할 수 있다. 또한 급성 담낭염으로 수술받은 환자 중 1.05~2.3%에서 담낭암이 발견되기도 한다. 이런 환자들은 복강경 수술을 받았다 하더라도 암의 병기에 따라 추가적인 수술이 필요하다.

감염

몇몇 연구에서 만성적인 감염과 담낭암의 연관성이 보고되고 있다. 살모넬라의 만성 보균과 헬리코박터 빌리스의 만성 감염이 담낭암과 연관 있다. 특히 칠레에서는 헬리코박터 빌리스를 담낭암의 주원인으로 본다. 하지만 아직 국내에서는 이 균주에 의한 담낭암 발생은 거의 없다.

담낭석

담낭암 환자의 60~100%는 담낭석을 동반하며, 담낭석이 있는 환자는 담낭암 발생 위험도가 4~7배 증가한다. 하지만 담낭석이 담낭암의 직접적

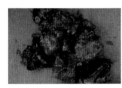

담낭석

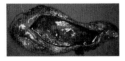

담낭절제술 후 사진

인 원인은 아니다. 담낭암이 있는 경우 담즙의 흐름이 원활하지 않아 담낭석이 이차적으로 생기는 것이다. 단, 담낭석의 크기는 담낭암의 발생과 연관이 있다. 담낭석의 크기가 3cm 이상인 경우 담낭암 발생 위험도가 일반인에 비해 9~10배 증가한다. 따라서 거대 담낭석은 증상이 없어도 담낭절제술을 시행한다.

담도암·담낭암과 유전적 요인

개개인의 유전적 요인이 환경적 요인에 영향을 받아 담도암 혹은 담낭암이 발생할 수는 있다. 하지만 아직까지 유전적 요인에 대한 연구는 진행 단계이며 뚜렷하게 내려진 결론도 없다. 다만 외국의 여러 사례를 참고해 유전적 요인에 대한 추측이 가능할 뿐이다. 국내에서는 유전적 요인으로 인해 담도암과 담낭암이 발생했다는 보고가 없다.

지금까지의 연구 결과에 따르면, 세계에서 담낭암의 유병률이 가장 높은 칠레에서는 40세 이상의 여성이 암으로 사망했을 때 담낭암이 그 원인인 경우가 많다. 하지만 아직까지 칠레에서 담낭암 유병률이 높은 이유를 설명할 확실한 원인은 밝혀지지 않았다. 다만 감염, 담즙 성분, 생활습관 등의 환경적 요인과 유전자 변형이 영향을 미치는 것으로 추측하고 있다. 또 다른 연구들을 보면, 이탈리아에서는 담낭암 가족력이 있는 경우 담낭암 발생 위험도가 13.9배 높고, 스웨덴에서는 부모가 담낭암에 걸렸을 때 자녀가 담낭암에 걸릴 위험도가 5.2배 증가한다. 이런 연구 결과들을 종합해 볼 때 담낭암 발생에 유전적 요인이 영향을 미친다는 사실을 유추할 수 있다.

TIP 담낭암을 유발하는 환경적 요인

세탁소를 운영하는 부부가 짧은 시간 간격을 두고 담낭암 확진을 받은 적이 있다. 요즘에는 하지 않지만, 세탁소에서 옷을 다릴 때 화공약품을 입으로 분무하면서 작업하던 때의 일이다. 이는 벤젠 같은 약품에 오랜 기간 노출될 경우 담낭암의 원인이 될 수 있다는 증거다.

하지만 전체 암 중에서 담도암과 담낭암의 발생률이 낮고 아직 담도암·담낭암과 유전적 요소의 뚜렷한 상관관계를 보여주는 보고가 없어 담도암과 담낭암 가족력이 있다고 해도 이들 암이 발생할 확률은 매우 낮다. 따라서 가족 중에 담도암·담낭암 환자가 있어도 선별검사를 시행하지 않는다.

담낭석이 있으면
담낭암에 잘 걸린다?

담낭석은 담즙 성분에 콜레스테롤 함량이 높아 담낭 내에 만들어지는 결석을 말한다. 비만 혹은 유전적 요인 등에 의해 생기는 대사성 질환이다.

최근에는 건강검진 항목에 복부초음파가 포함되어 있어 담낭석을 많이 발견한다. 지역에 따라 차이는 있지만, 일반적으로 사람이 한평생 살면서 담낭석이 생기는 경우는 전체 성인 인구의 10% 정도 된다. 담낭석이 있더라도 아무 증상이 없거나 결석에 의한 합병증(황달, 담낭염, 담석성 췌장염 등)이 없다면 별다른 치료 없이 관찰만 해도 된다. 실제 담낭석 환자의 60~70%는 여기에 속한다.

식사 후 적어도 30분 이상 가라앉지 않는 심한 통증이 있거나 담낭석으로 인한 합병증을 경험한 환자는 담낭석을 치료한다. 이들 환자는 지속적으로 증상이 없는 환자에 비해 이런 증상이나 합병증이 재발할 확률이 높기 때문이다. 담낭석은 담낭석을 용해하는 경구 용해제로 치료할 수 있지만, 재발이 빈번하기 때문에 담낭절제술을 하는 것이 원칙이다. 담낭은 담낭석이 생기는 장소일 뿐 아니라 담낭석의 생성 원인이기도 하므로 담낭을 제거해야 완전히 치료된다.

최근에는 개복하지 않고 복강경 수술을 시행하기 때문에 수술에 따른 부담이 매우 적다. 담낭을 절제하면 음식물 소화나 삶의 질이 낮아지지 않을까 걱정을 많이 하는데, 담낭이 없어도 소화 기능에 전혀 변화가 없고 평생 살아가는 데도 문제가 없다.

담낭석 환자들의 또 다른 걱정과 의문은 담낭석이 담낭암의 원인이 되는가이다. 결론부터 말하자면 담낭석은 담낭암의 원인이 아니다. 그런데도 담낭석과 담낭암의 연관성이 자주 언급되는 이유는 담낭암 환자에게서 담낭석이 자주 발견되기 때문이다. 하지만 암 때문에 담즙의 흐름이 원활하지 않아 이차적으로 담낭석이 잘 생기는 것뿐이다. 단 담낭석이 3cm 이상일 경우 담낭석의 무게가 담낭벽을 자극해 담낭-장관 누공을 형성하기 쉽고, 이러한 물리적 자극 때문에 일반인보다 10배 정도 담낭암이 잘 생긴다고 한다. 그러므로 증상이 없더라도 담낭석이 발견되면 예방 차원에서 담낭절제술이 권장된다.

우연히 발견된 담낭암

담낭용종 혹은 담낭석과 같은 양성 담낭질환을 진단받아 수술을 했는데 적출된 담낭에서 담낭암이 발견되는 경우가 있다. 이를 '우연히 발견된 담낭암'이라고 한다. 담낭절제술을 받은 환자 중 0.2~0.6%가 이에 해당된다. 20년 전부터 담낭절제의 표준 치료술로 자리 잡은 복강경 담낭절제술(복부를 절개하지 않고 복강 내로 복강경이라는 내시경을 넣어 담낭을 절제하는 수술)이 임상에서 많이 시술되면서 우연히 발견된 담낭암이 드물지 않게 발생한다.

만약 담낭용종의 표면 점막에 암으로 진전된 부분이 있다면 담낭절제술로 치료가 끝난다. 하지만 만성 담낭염 혹은 급성 담낭염 등이 의심되어 수술한 결과 담낭암이 발견된다면 대부분 암이 담낭 점막에 국한되어 있기보다는 좀 더 진전된 경우가 많다. 이때는 대부분 담낭과 접하고 있는 간의 일부를 절제하기 위한 재수술이 필요하다.

간혹 담낭암이 담낭관을 막아 담낭석의 유무와 관계없이 급성 담낭염을 유발해 응급 담낭절제술을 하는 경우가 있는데, 이때는 암을 포함한 담즙이 수술 중 복강 내로 흘러나올 확률이 크다. 당연히 이런 경우는 대부분 수술 후 복강 내 암의 파종이 예상되기 때문에 예후가 나쁘다. 또한 이렇게 담낭절제만 하면 담낭암에 대한 근치적 수술(간 및 임파선 절제)을 한 것이 아니기 때문에 대부분 2차 수술을 해야 한다. 하지만 일반적으로 우연히 발견된 담낭암은 담낭용종 수술 후 발견되는 경우가 많다. 이때는 초기 암일 가능성이 높아 담낭절제술만으로도 완전한 치료가 될 수 있어 대부분 예후가 매우 좋다.

담도암·담낭암의 증상

담도암은 초기 단계에서는 대부분 증상이 없지만 심해지면 황달이 나타난다. 또 가려움증, 복통, 체중 감소, 발열 등의 증상이 나타날 수 있다. 담낭암도 마찬가지다. 황달 증세를 보이며, 암 때문에 오른쪽 갈비뼈 아래 부위에 지속적인 통증이 발생한다. 오심, 구토 등의 증상도 나타난다.

황달

황달은 담도암 환자는 물론 담낭암 환자들에게 가장 흔히 보이는 증상이다. 혈액 안에 있는 적혈구가 생명이 다하면 빌리루빈이라는 물질로 분해되어 담즙으로 배설된다. 그런데 암이 생겨 담도를 막으면 담즙이 흐르지 못해 담즙 안에 있던 빌리루빈이 혈액으로 역류한다. 혈액에 빌리루빈의 양이 많아지면 일부는 소변으로 배출되고, 나머지는 피부 밑 결체조직이나 눈동자 등에 침착되어 황달이 발생한다. 시간이 지나면서 소변색이 점점 더 진해지다가 붉어지고 눈동자가 노래진다. 황달 초기에는 본인이 잘 알아차리지 못하는 경우가 많다. 소변색이 진해져 병원을 찾거나 주변 사람들이 눈동자와 피부색이 노랗다고 말해 병원을 찾는 경우가 많다.

초기 황달은 밝은 자연광에서 눈동자를 살펴보면 쉽게 자가진단할 수 있다. 가끔 손바닥이 노래져 황달을 의심하는 환자들이 있는데, 소변색이나 눈동자 색의 변화 없이 손바닥만 노란 경우는 귤을 많이 먹어서 색소가 손바닥에 침착된 것이지 황달이 아니다.

황달이 오랜 시간 지속되면 담즙에 있는 빌리루빈 이외의 물질들이 피부에 침착되어 가려움증(소양증)이 생긴다. 가려움증이 심해지면 피가 날 정도로 긁기도 한다. 황달과 함께 가려움증은 담도암·담낭암의 주요 증상 중 하나다.

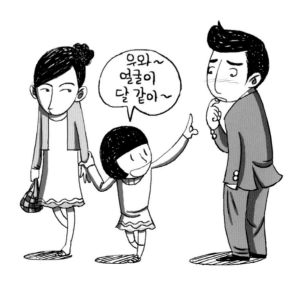

그 외 증상

종양의 위치와 침범 정도에 따라 담도암은 증상이 달라진다. 담도암 초기에는 대부분 아무런 증상을 느낄 수 없다. 그러다 담도폐쇄가 발생하면 무통성 황달(70~90%)이 나타난다. 그 외에 가려움증(66%), 복통과 체중 감소(30~50%), 발열(약 20%) 등의 증상이 나타날 수 있다. 간내 담도암은 종양이 커져서 통증이나 식욕부진, 체중 감소와 같은 증상이 나타날 때 검사를 받기 때문에 주로 암이 상당히 진행된 상태에서 발견된다.

담낭암이 있으면 오른쪽 갈비뼈 아래 부위에 통증이 지속적으로 나타나며 오심, 구토 등의 증상이 나타난다. 갑작스럽게 쥐어짜는 듯한 통증보다는 대게 지속적으로 광범위하게 통증을 느낀다. 그 외에 식욕부진, 체중 감소, 전신쇠약증이 동반될 수 있으며, 간으로 전이되어 오른쪽 윗배에서 종양 덩어리가 만져지기도 한다. 이러한 증상은 담낭암이 상당히 진행된 상태일 때 나타난다.

TIP 황달이라고 다 같은 황달이 아니다

황달은 원인에 따라 종류가 나뉜다. 바이러스나 알코올 등에 의해 간실질이 망가져 간염을 초래하는 것을 '간성 황달', 담즙의 흐름이 막혀 초래된 황달을 '폐쇄성 황달'이라고 부른다. 폐쇄성 황달은 또 담석으로 인해 생기는 양성 폐쇄성 황달과 암에 의해 발병하는 악성 폐쇄성 황달로 나뉜다. 이 둘은 임상 양상이나 혈액검사로 대부분 감별되며, 영상검사를 하면 확연히 구분할 수 있다. 담석으로 인해 생긴 황달은 담즙의 염증이 동반되기 때문에 복통과 발열 증상이 나타나지만, 황달의 정도는 심하지 않다. 반면 암 때문에 발병하는 황달은 염증 소견 없이 소변색이 진해지고 가려움증, 체중 감소 등의 증상이 동반된다.

PART 2

담도암·담낭암
진단하기

담도암·담낭암은 증상이 있어 병원을 찾으면 이미 암이 상
당히 진행된 상태다. 그렇기 때문에 증상을 느끼기 전에 정
기 건강검진을 통해 암을 발견해야 치료가 쉽고 완치율도 높
아진다. 검진 중 진단의 단서가 되는 증상이 확인되면 검사실
검사와 영상학적 검사, 조직학적 검사 중에서 적합한 검사를
추가로 받아야 한다.

조기 진단이 어렵다

담도암과 담낭암은 증상이 늦게 나타나기 때문에 발병 초기에 발견하기가 어렵다. 게다가 점막 상피세포에서 발생한 암의 진행을 물리적으로 저지해줄 근육층이 발달하지 않아 조기에 주변 장기로 침범하거나 원격 전이가 일어난다. 따라서 조기에 발견할 수 있는 기회인 정기 건강검진을 소홀히 해서는 안 된다. 검진 중에 진단의 단서가 되는 증상들이 발견되면 즉시 추가 검진을 받아야 한다.

초기엔 증상이 없다

담도암은 건강검진에서 복부초음파 등을 통해 간담도를 확인하기 전에는 조기에 발견할 수 없다. 종양이 담도를 완전히 막을 정도로 자란 후에야 황달 증상이 나타나기 때문이다. 담낭암은 담도암보다 더 진행된 상태에서 담도를 막기 때문에 증상이 있어 병원을 찾으면 예외 없이 모두 암이 진행된 상태다. 게다가 담도와 담낭은 위장관보다 조직이 얇고 점막에 생긴 암을 저지할 수 있는 근육층이 발달하지 않아 조기에 주변 장기로 침범하거나 원격 전이가 일어난다.

조기 진단을 위한 단서

담도암과 담낭암은 증상이 있기 전에 건강검진을 통해 발견해야 완치율이 높다. 따라서 조기 발견을 위해 반드시 정기적으로 혈액검사와 영상검사를 받아야 한다.

간내 담도암은 복부초음파로 쉽게 발견할 수 있다. 간외 담도암과 유두부암의 경우 암이 담도를 완전히 막지 않아도 담도가 늘어나기 때문에 이유 없이 담도가 늘어나 있으면 담도암을 의심해볼 수 있다. 담도가 확장되면서 황달 수치인 혈중 빌리루빈 수치에 이상이 있거나 이보다 먼저 혈중 알카라인포스파타제 수치가 올라가 있다면 황달이 없어도 담도암을 의심하고 적극적으로 복부 전산화단층촬영 등의 검사를 추가로 받아야 한다. 유두부암은 위내시경검사 시 십이지장 제2부까지 관찰하기 때문에 유두부를 확인하는 과정에서 유두부가 커져 있거나 암으로 인한 궤양이 발견되기도 한다.

담낭암은 복부초음파에서 암으로 변화할 가능성이 있는 담낭용종을 발견해 수술로 절제하려다 조기에 발견하는 경우가 있다. 용종 형태에서 진행하는 암 이외에 담낭벽이 두꺼워지는 양상으로 암이 발생하는 경우가 더 많은데, 이 역시 복부초음파에서 쉽게 발견된다. 담낭벽이 두꺼워져 있다면 여러 질환을 의심해야 하는데, 수술이 필요한 전암 병변인지 아닌지는 내시경초음파와 복부 전산화단층촬영 등을 추가로 시행한 후 결정한다. 만약 췌담관합류 이상 때문에 담낭벽이 두꺼워졌다면 수술을 해야 한다. 담낭은 수술로 절제하기 전에는 확진을 위한 조직검사를 할 수 없는 장기이므로 대부분 담낭벽이 두꺼워지는 증상이 나타나면 전문의에 의한 정기적인 추적 관찰이 필요하다.

> **TIP** ▶ **간기능 혈액검사가 담도암 조기 진단의 단서가 될 수 있을까?**
>
> 담도가 막혀 황달이 나타나는 경우 증상만으로도 담도폐쇄를 알 수 있다. 암이 담도를 완전히 막아 담즙 안에 있는 빌리루빈이 혈액으로 역류하면 혈액의 빌리루빈 수치가 상승하고 소변색이 붉어지며 눈의 흰자가 노래지는 황달이 생긴다. 하지만 이렇게 담도폐쇄가 나타나기 전에는 혈액의 빌리루빈 수치가 올라가지 않고 황달 증상도 없다.
>
> 이런 경우 간기능 혈액검사에서 빌리루빈 수치는 정상이더라도 알카라인포스파타제 수치는 상승하게 된다. 알카라인포스파타제는 간세포 이외에 정상적으로 뼈를 만드는 뼈모세포에서도 생성되며, 임신한 산모의 태반에서도 만들어진다. 따라서 성장기에 있는 청소년이나 임신부는 혈중에 알카라인포스파타제 수치가 상승해 있다. 즉 소아청소년과 환자와 산부인과 환자들은 혈액검사에서 알카라인포스파타제 수치가 올라가 있다 하더라도 이상 소견이 아니다.
>
> 하지만 일반 성인인데 알카라인포스파타제 수치가 상승해 있다면 간에 이상이 있거나 담도암, 췌장암 등에 의한 담도폐쇄를 의심해야 한다. 혈액검사를 받은 고령의 환자에서 이를 단서로 간담췌 계통의 암을 발견하는 경우가 종종 있다.

건강검진을 받았는데 담낭벽이 두꺼워져 있다면?

담낭벽은 복부초음파상 3mm가 넘으면 두꺼워졌다고 판정한다. 담낭벽이 두꺼워지는 이유는 매우 다양하다. 담낭 자체의 문제로 두꺼워지기도 하고, 담낭과 접해 있는 간에 활동성 염증이 있거나 복수가 차도 담낭벽이 두꺼워진다. 담낭 자체의 문제로 벽이 두꺼워졌다면 추적 관찰만 해도 된다.

문제가 되는 건 만성 염증으로 담낭벽이 두꺼워지는 경우와 암으로 가는 과정의 조직학적 변화로 담낭벽이 두꺼워지는 경우다. 전자는 대부분 임상 증상이 동반되지만 후자는 임상 증상이 없다. 또 후자는 염증과 달리 담낭 전체가 두꺼워지는 것이 아니라 벽의 일부만 불규칙하게 두꺼워진다. 이를 감별하려면 내시경초음파를 해야 한다. 내시경초음파는 가장 정확한 진단 수단으로, 담낭암의 원인이 되는 담관-췌관합류 이상 소견도 정확히 찾아낼 수 있다. 검진 시 발견되는 담낭벽 비후는 대부분 임상적으로 지켜만 봐도 되는 경우가 많지만, 한 번쯤은 전문가의 점검을 받을 필요가 있다.

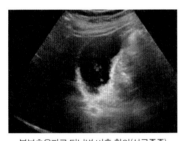
복부초음파로 담낭벽 비후 확인(선근종증)

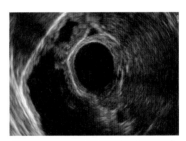
내시경초음파로 담낭벽 비후 확인((선근종증)

건강검진을 받았는데 담도가 늘어나 있다면?

나이에 따라 다르지만, 복부초음파를 시행했을 때 간외 담도 직경이 7~8mm 이상인 경우 담도가 늘어났다고 판정한다. 이런 증상은 담낭절제술을 했을 때 가장 흔하게 나타난다. 간에서 만들어진 담즙은 곧바로 십이지장으로 흘러내리는 것이 아니라 담도에 달려 있는 담낭에 저장·농축되었다가 식후에 배출된다. 담낭을 절제하면 주머니가 없어지기 때문에 담도가 늘어난다. 이는 생리적인 현상이므로 문제가 되지 않는다. 또 나이가 들면 담도가 약간 늘어난다. 노화 현상으로 담도 끝 유두부 주위에 십이지장 게실이 생기면 이로 인해 담도 췌관이 늘어날 수 있다. 이 또한 병적인 것이 아니므로 관찰만 하면 된다.

하지만 선천적으로 담관낭종이 있는 경우, 담즙의 흐름을 막는 담낭석이 생긴 경우, 염증에 의해 담도 협착이 생긴 경우, 암 같은 병변이 있는 경우 적극적으로 치료해야 한다. 복부 CT나 MRI, 내시경초음파 등으로 병변을 확인한 후 조직학적 확진이 필요하면 내시경적 역행성 담췌관조영술로 다시 한번 확인한다.

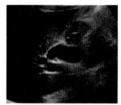 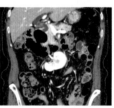 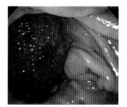

복부초음파로   복부 전산화단층촬영   유두부 주위 게실
담도 확장 확인   사진

복부초음파와 복부 전산화단층촬영에서 담도가 늘어나 있으나, 이는 유두부 주위 게실에 의한 것으로 담도암에 의한 담도 확장이 아니다.

담도암·담낭암 진단 검사

담도암이 의심될 때는 검사실 검사와 영상학적 검사, 조직학적 검사 중에서 가장 적합한 것을 선택한다. 검사실 검사는 종양표지자 CA19-9를 확인하는 검사이며, 영상학적 검사에는 복부초음파, 내시경초음파, 전산화단층촬영, 자기공명영상과 자기공명담췌관조영술, 양전자방출단층촬영, 내시경적 역행성 담체관조영술 등이 있다. 조직학적 검사로는 솔세포진검사와 담즙 내 세포진검사 등이 있다.

검사실 검사

검사실에서는 혈청 등의 체액검사를 통해 종양을 조기에 진단하고 관리한다. 체액검사에서 빌리루빈, 알칼리인산분해효소, 감마-글루타밀 전이효소 등의 수치가 기준치 이상으로 상승하거나 CEA와 CA19-9 종양표지자가 나타나면 담도암을 의심한다. 종양표지자란 종양세포에서 생성되어 분비되거나 암조직에 대한 반응으로 주위의 정상조직에서 생성되는 물질을 말한다. CEA와 CA19-9는 태아 때 분비되다가 성인이 되면 사라지는 것이 정상이다.

그러나 CEA와 CA19-9 수치는 담도암 발생 여부를 판단하는 데 참고사항은 되지만 절대적 요인은 아니다. CEA는 예측도가 낮으며, CA19-9는 담도암에서 혈중 농도가 100U/mL 이상인 경우 민감도(암이 있는 사람이 양성 판정을 받는 비율)와 특이도(암이 없는 사람이 음성 판정을 받는 비율)가 각각 89%, 86%이지만 양성 담도질환에서도 수치가 상승할 수 있다.

담낭암에서도 CA19-9가 많이 이용된다. 혈중 농도가 20U/mL 이상인 경우 담낭암 진단의 민감도와 특이도가 각각 79.4%, 79.2%로 보고된다. 임상적으로 담낭암이 의심되는 환자를 진단할 때 참고할 수 있지만 절대적이지는 않다.

영상학적 검사

복부초음파(US)

복부초음파는 췌장을 비롯한 복부 장기들(간, 담낭, 비장, 콩팥 등)의 이상 유무를 진단하는 선별 검사다. 일반적으로 복부에 이상 증상을 호소하거나 황달을 동반하면서 담도 확장이 나타날 때 시행한다. 담도와 담낭은 담즙이라는 액체로 채워져 있어 복부초음파로 병변을 확인하기가 매우 좋다. 검사 시 담도 직경이 갑작스럽게 변하는 부위가 관찰된다면 담도암을 의심해봐야 한다. 단 복부초음파로 침윤성 담도암을 발견하기는 어렵다. 종양이 작을 경우 더욱더 발견하기 쉽지 않으며, 간에서 먼 곳에 있는 담도

(담도 원위부)는 장내 가스에 가려 정확하게 관찰되지 않는다. 따라서 암의 침범 범위와 병기를 결정할 때는 다른 영상학적 검사를 추가로 실시한다.

　담낭암은 복부초음파로 종양의 크기, 형태학적 특징과 주위 조직으로의 침윤 정도를 검사할 수 있어 담낭 내 종괴를 찾거나 간으로 침윤한 정도를 파악할 수 있다. 그러나 담낭암과 양성 질환을 구분하는 데 한계가 있고, 림프절 전이나 복강 내 전이를 진단하기도 어렵다. 따라서 복부초음파 검사 시 담낭암이 의심되면 다른 영상학적 검사를 추가로 시행해야 한다.

[복부초음파]

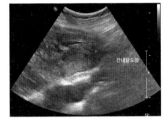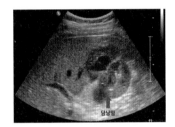

간내 담도암 : 종괴 형성　　　　　　　담낭암 : 간으로 전이된 모습

내시경초음파(EUS)

　위와 십이지장에 초음파를 장착한 내시경 장비를 삽입해 시행하는 검사다. 초음파를 직접 위장관에 위치시켜 담낭과 담도를 가까이에서 관찰하기 때문에 복부초음파보다 선명한 영상을 얻을 수 있다. 또한 복부초음파와 달리 장내 가스의 영향을 받지 않아 간외 담도를 정확히 관찰할 수 있다. 암의 진행에 따른 주위 혈관으로의 침범 유무도 정확히 알 수 있다. 내시경초음파상에서 담도암은 내강 내로 돌출하는 종괴나 담도벽이 두꺼워진 형태로 나타난다.

내시경초음파는 담도벽의 이상 유무를 정밀하게 관찰할 수 있는 민감한 검사지만, 해상도에 한계가 있어 위장관에서 멀리 떨어진 총간관이나 간문부를 관찰하기 어렵다. 즉 전체 담도를 관찰할 수 없다는 단점이 있다.

담낭용종이 종양성 용종으로 의심될 때도 내시경초음파를 시행한다. 내시경초음파는 담낭암의 종양 크기(T)의 병기를 판정하고 용종의 악성 여부를 감별해 복강경 수술로 할지, 개복 수술로 할지 결정하는 데 중요한 단서를 제공한다. 문맥 주위나 췌장 주위의 림프절 침범 여부도 감별할 수 있으며, 필요 시 내시경초음파 유도 하에 세침흡입술로 병변을 감별하는 데 도움을 준다.

[내시경초음파]

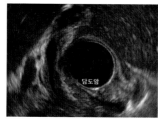
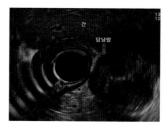

담도암 : 담도벽이 두꺼워짐   담낭암 : 담낭 내 종괴 형성

전산화단층촬영(CT)

검출기가 인체 주위를 360도 돌아가면서 X-선을 투사해 얻은 정보를 검출기가 모아 단면 영상으로 보여주는 촬영법이다. 담도암이 종괴를 형성하면 전산화단층촬영으로 비교적 용이하게 진단할 수 있지만, 암이 담도벽을 따라 매우 얇게 표재성으로 진행하는 경우는 진단하기가 어렵다. 또한 담도를 따라 종양이 퍼지는 범위를 정확하게 진단하기 어려워 MRI나

내시경적 역행성 담췌관조영술과 함께 시행한다.

  반면 전산화단층촬영은 담낭암을 진단하는 데 있어 민감도가 90% 이상이다. 특히 종양의 크기(T)가 2cm 이상인 병변을 진단하는 데 매우 효과적이다. 담낭암의 절제 여부를 평가할 때도 유용하며, 암의 국소 침윤이나 혈관 침윤 여부를 감별할 수 있다. 그러나 복부초음파에 비해 담낭벽의 불규칙성, 두꺼워짐 그리고 담낭석을 평가하는 데는 다소 효과적이지 못하다.

[전산화단층촬영]

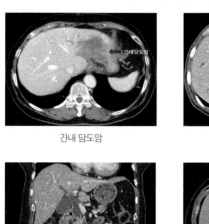

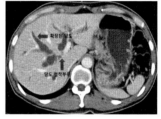

간내 담도암　　　　　　　간문부 담도암

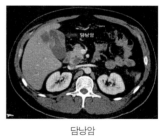

간외 담도암　　　　　　　담낭암

자기공명영상(MRI)

자장을 발생하는 커다란 자석통 속에서 고주파를 발생시켜 각 조직에서 나오는 신호의 차이를 이용해 인체를 촬영하는 검사다. 자기공명영상과 자기공명영상의 일종인 자기공명담췌관조영술은 간내 종괴와 담도 협착 부위를 정밀하게 관찰할 수 있어 담도암을 진단하고 수술 가능 여부를 판단하는 데 도움을 준다. 과거에는 내시경적 역행성 담췌관조영술로 담도암의 진행 정도를 진단했지만, 최근에는 이 역할을 자기공명영상이 대신하고 있다.

자기공명영상은 전산화단층촬영과 마찬가지로 담낭암의 국소 침범이나 침윤을 평가하는 데 매우 유용하다. 다만 전산화단층촬영과는 달리 특수 조영제를 이용해 조영증강하면 담낭암의 진단율을 높일 수 있다. 혈관 침윤과 같은 부가적인 정보를 얻을 수 있다는 것도 장점이다.

[자기공명영상]

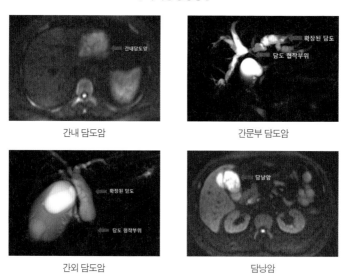

간내 담도암

간문부 담도암

간외 담도암

담낭암

양전자방출단층촬영(PET)

양전자를 방출함으로써 생기는 핵의학 방사능을 이용해 인체의 단면을 촬영해 암을 진단하는 검사다. 가장 흔히 이용하는 방사성 의약품은 포도당 유사물질인 F-18-FDG로, 이를 주사하면 몸 안에서 암과 같이 포도당을 많이 쓰는 부위에 이 약물이 집중적으로 모인다. 그러면 암이 있는 부위에서 양전자가 강하게 방출되는데, 이 양전자를 촬영해 암을 진단한다. 담도암에서는 F-18-FDG의 축적이 뚜렷하지 않을 때가 있어 진단에 한계가 있다. 그러나 담도암이 타 장기로 전이되었는지를 확인하는 데는 도움이 된다.

담낭암에서 양전자방출단층촬영의 민감도와 특이도는 대략 80% 정도다. 담낭암 자체나 원격 전이를 찾을 때 매우 유용하다. 그러나 담낭염이 있을 때도 F-18-FDG가 축적되어 양전자방출이 강하게 나타나기 때문에 담낭암과 구별하기 어려운 경우가 있다.

[양전자방출단층촬영]

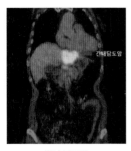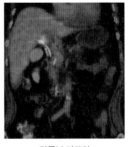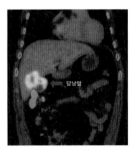

| 간내 담도암 | 간문부 담도암 | 담낭암 |

내시경적 역행성 담췌관조영술(ERCP)

담도암의 담도 내 확장 정도를 확인하기 위한 담도조영술로, 내시경을 통해 담도에 접근하는 내시경적경유두적 접근법과 피부에서 간을 통해 담도에 접근하는 경피경간적 접근 방식이 있다. 내시경적경유두적 접근법으로는 조영제(X-선 촬영 때 사진의 음영을 명확하게 나타내기 위해 장기나 조직에 넣는 물질)를 이용해 담도의 모습을 촬영한다. 그러면 담도의 폐쇄와 확장을 통해 담도암의 침범 범위를 파악하고, 조직검사를 시행할 수 있다. 반면 경피경간적 방법으로는 간내 담도를 직접 관찰해 담도암의 침범 범위를 파악하고 조직검사를 할 수 있다.

담도를 조영하면 담낭암이 간문부로 침범하거나 림프절이 부어올랐을 때 간외 담도폐쇄 소견을 보이는데, 이런 폐쇄 소견이 담낭암을 진단하는 데 도움을 준다. 또한 내시경적 역행성 담췌관조영술은 담도암을 진단하고 담도배액술을 동시에 할 수 있는 검사다.

[내시경적 역행성 담췌관조영술]

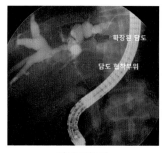
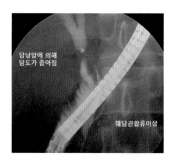

간문부 담도암   담낭암

십이지장 유두부암

십이지장 유두부(바터팽대부)Ampulla of Vater는 담즙과 췌즙이 분비되는 십이지장의 구조물로, 종양이 발생하면서 담도폐색과 황달 등의 증상이 나타나는데 담도암 증상과 유사하다. 유두부암은 선종에서 선암으로 진행하면서 발생하는 경우가 많아 건강검진 시 내시경초음파에서 십이지장 유두부를 관찰할 수 있다면 조기 진단이 가능하다.

유두부암 전암 단계인 선종은 수술 대신 내시경적 유두부 선종절제술을 시행해 치료한다. 내시경적 유두부 선종절제술은 비교적 안전한 최소 침습적 내시경 시술로 유두부 종양을 완전히 절제할 수 있다. 하지만 일반적인 위대장 내시경 용종절제술보다 출혈과 급성 췌장염 등의 합병증 위험도가 크기 때문에 췌장담도 내시경 전문의의 진료가 반드시 필요하다. 크기가 큰 유두부 선종은 내시경적 유두부 선종절제술로 완전 절제가 불가능하다. 또 선종 내부에서 일부 암으로 변성될 수 있기 때문에 시술 이후에도 추가적인 수술이 필요하다. 따라서 다학제 진료를 통해 치료 계획을 세워야 한다.

이미 유두부암으로 진행된 경우 담도폐색 등의 증상이 나타나므로 내시경적 담도배액관 삽입술과 수술, 항암약물치료 등의 추가적인 치료가 필요하다.

[내시경적 유두부 선종절제술]

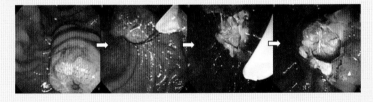

조직학적 검사

담도암이 의심되면 우선 협착 부위에서 솔세포진검사와 담즙 내 세포진검사를 시행한다. 솔세포진검사는 솔이 달린 카테터를 담도에 넣은 후 담도암과 마찰시켜 암세포를 얻는 검사다. 민감도가 50~66%로 낮으며, 해부학적으로 접근이 불가능한 경우에는 시행하기 어렵다. 담즙 내 세포진검사는 내시경적 역행성 담췌관조영술로 담즙을 채취해 세포를 검사하는 방식으로 민감도는 50~73%다. 내시경을 이용한 담도 내 조직검사를 함께 시행하면 진단율을 높일 수 있다. 복강이나 복벽 내로 종양이 파급될 위험을 피할 수 있다는 장점이 있다.

담낭암이 의심되면서 영상검사로 근치적 수술이 가능하다고 판단될 경우 종양절제술을 시행한다. 근치 수술이 불가능할 때는 피부를 통해 가는 바늘로 암조직을 찔러 암세포를 얻는 경피적 미세흡인세포진검사나 내시경초음파를 이용해 조직검사를 한다.

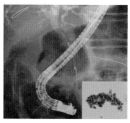

솔세포진검사와 세포진 사진

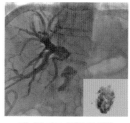

경피적 담도배액술을 통한
담즙 내 세포진 사진

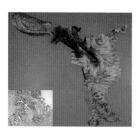

담도암 수술과 조직 사진

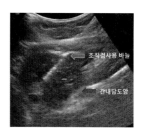

경피적 미세흡인세포진검사

담도암·담낭암의
병기 진단법

담도암 또는 담낭암으로 진단되면 암이 얼마나 진행되었는지, 어떤 치료가 필요한지, 치료 반응과 예후는 어떻게 될지 먼저 살펴봐야 한다. 이를 '암의 임상병기 결정'이라고 한다. 병기 시스템은 전 세계의 공통된 기준을 바탕으로 암의 적절한 치료 방법과 예후를 결정하기 위한 것으로, 담도암·담낭암 진단과 동시에 필수적으로 확인해야 한다.

담도암·담낭암의 병기 결정과 진행 단계

담도암과 담낭암의 병기로는 TNM 병기가 가장 많이 사용되는데 T는 암이 침범한 범위, N은 림프절로의 전이 여부, M은 원격 전이 여부를 나타낸다. 담도암의 병기는 암의 발생 위치에 따라 간내 담도암, 간문부 담도암, 간외 담도암으로 구분해 결정한다.

[간내 담도암]

병기명	TNM 병기	(AJCC 8판)
Tx	원발암의 침윤 정도를 판별할 수 없을 때	
T0	원발암의 증거가 없을 때	
Tis	상피 내에 암이 국한되었을 때	
T1a	혈관 침범이 없는 5cm 이하 크기의 고형암	
T1b	혈관 침범이 없는 5cm 초과 크기의 고형암	
T2	혈관 침범이 있는 고형암 또는 혈관 침범 여부에 관계없는 다발성 고형암	
T3	고형암이 장복막을 침범하거나 통과할 때	
T4	고형암이 간외 주변 장기를 직접 침범할 때	
Nx	주변 임파선 침범을 판별할 수 없을 때	
N0	주변 임파선으로 전이되지 않았을 때	
N1	주변 임파선으로 전이되었을 때	
M0	원격 전이가 없을 때	
M1	원격 전이가 있을 때	

병기		종괴 병기(T)	임파선 병기(N)	전이 병기(M)
0기		Tis	N0	M0
1기	A	T1a	N0	M0
	B	T1b	N0	M0
2기		T2	N0	M0
3기	A	T3	N0	M0
	B	T4	N0	M0
		Any T	N1	M0
4기		Any T	Any N	M1

[간문부 담도암]

병기명	TNM 병기	(AJCC 8판)
Tx	원발암의 침윤 정도를 판별할 수 없을 때	
T0	원발암의 증거가 없을 때	
Tis	상피 내에 암이 국한되었을 때	
T1	암이 근육층이나 섬유조직까지 확장되었지만 담도 내에 국한되었을 때	
T2a	암이 담도벽을 넘어서 담도를 둘러싸고 있는 지방조직까지 침범했을 때	
T2b	암이 주변 간실질을 침범했을 때	
T3	암이 간문맥이나 간동맥의 한쪽 가지만 침범했을 때	
T4	암이 주 간문맥을 침범했거나 문맥 양쪽 가지를 침범했을 때, 공통 간동맥을 침범했을 때, 한쪽의 두 번째 담도 가지까지 침범했을 때, 반대편의 간문맥이나 간동맥을 침범했을 때	
Nx	주변 임파선 침범을 판별할 수 없을 때	
N0	주변 임파선으로 전이되지 않았을 때	
N1	주변 임파선(담낭관, 공통 담도, 간동맥, 간문맥)으로 1~3개 전이되었을 때	
N2	주변 임파선으로 4개 이상 침범했을 때, 그 외의 임파선(대동맥 주변, 대정맥 주변, 상장간막 동맥, 복강 동맥)을 침범했을 때	
M0	원격 전이가 없을 때	
M1	원격 전이가 있을 때	

병기		종괴 병기(T)	임파선 병기(N)	전이 병기(M)
0기		Tis	N0	M0
1기		T1	N0	M0
2기		T2a~2b	N0	M0
3기	A	T3	N0	M0
	B	T4	N0	M0
	C	Any T	N1	M0
4기	A	Any T	N2	M0
	B	Any T	Any N	M1

[간문부 담도암의 종류]

일반적으로 담도암은 병기에 따라 치료법이 달라진다. 특히 간문부 담도암은 병기뿐 아니라 종류에 따라서도 치료법이 달라진다.

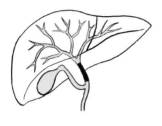

1형

담도의 주 합류부에 침습이 없는 경우

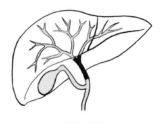

2형

주 합류부에 침습이 있지만 양측 간관이 서로 분리된 경우

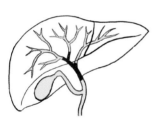

3a형

주 합류부 이상으로 우측 간내 담도까지 침습된 경우

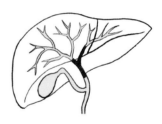

3b형

주 합류부 이상으로 좌측 간내 담도까지 침습된 경우

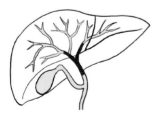

4형

양측 간내 담도 모두 침습된 경우

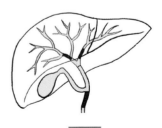

4형

양측 간내 담도와 간외 담도 모두 침습된 경우

[간외 담도암]

병기명	TNM 병기	(AJCC 8판)
Tx	원발암의 침윤 정도를 판별할 수 없을 때	
Tis	상피 내에 암이 국한되었을 때	
T1	암이 담도벽을 5mm 미만 깊이로 침범했을 때	
T2	암이 담도벽을 5~12mm 깊이로 침범했을 때	
T3	암이 담도벽을 12mm 초과 깊이로 침범했을 때	
T4	암이 복강 동맥이나 상장간막 동맥, 공통 간동맥을 침범했을 때	
Nx	주변 임파선 침범을 판별할 수 없을 때	
N0	주변 임파선으로 전이되지 않았을 때	
N1	주변 임파선으로 1~3개 전이되었을 때	
N2	주변 임파선으로 4개 이상 전이되었을 때	
M0	원격 전이가 없을 때	
M1	원격 전이가 있을 때	

병기		종괴 병기(T)	임파선 병기(N)	전이 병기(M)
0기		Tis	N0	M0
1기		T1	N0	M0
2기	A	T1	N1	M0
		T2	N0	M0
	B	T2	N1	M0
		T3	N0~1	M0
3기	A	T1~3	N2	M0
	B	T4	Any N	M0
4기		Any T	Any N	M1

[담낭암]

병기명	TNM 병기	(AJCC 8판)
Tis	상피 내에 암이 국한되었을 때	
T1a	암이 고유층을 침범했을 때	
T1b	암이 근육층을 침범했을 때	
T2a	암이 복강 쪽 근육 주위의 결체조직을 침범했을 때	
T2b	암이 간 쪽 근육 주위의 결체조직을 침범했을 때	
T3	암이 장막을 넘어 침범하거나 간을 침범했을 때, 주위의 인접 기관(위, 십이지장, 대장, 췌장, 복막, 담도)을 침범했을 때	
T4	암이 중심 간문맥이나 간동맥을 침범했을 때, 간 이외의 기관을 2개 이상 침범했을 때	
N0	주변 임파선으로 전이되지 않았을 때	
N1	주변 임파선으로 1~3개 전이되었을 때	
N2	주변 임파선으로 4개 이상 전이되었을 때	
M0	원격 전이가 없을 때	
M1	원격 전이가 있을 때	

병기		종괴 병기(T)	임파선 병기(N)	전이 병기(M)
0기		Tis	N0	M0
1기		T1	N0	M0
2기	A	T2a	N0	M0
	B	T2b	N0	M0
3기	A	T3	N0	M0
	B	T1~3	N1	M0
4기	A	T4	N0~1	M0
	B	Any T	N2	M0
		Any T	Any N	M1

188

[담낭암의 병기]

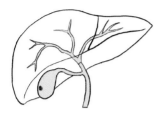

1기

암세포가 담낭의 점막이나 근육층에
국한된 경우

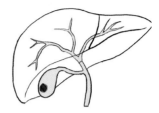

2기

암세포가 담낭 장막하 결체조직까지
침윤한 경우

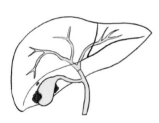

3기

암세포가 장막을 넘어서거나 간을
침범한 경우

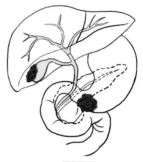

3기

암세포가 1개의 주변 장기를 침범했거나
주위 림프절로 전이된 경우

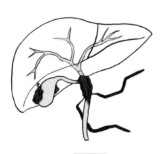

4기

암세포가 중심 간문맥이나 간동맥을
침범한 경우

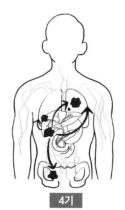

4기

암세포가 멀리 있는 림프절로 전이되거나
원격 전이가 있는 경우

PART 3

담도암·담낭암
치료하기

담도암과 담낭암 치료의 정답은 수술이다. 수술 기술과 치료법이 발달하고 그에 따른 수술 결과도 좋아졌기 때문이다. 다만 암이 간이나 수술할 수 없는 임파선으로 전이되어 수술을 할 수 없을 경우 항암약물치료나 방사선치료를 시행한다. 항암약물치료와 방사선치료는 수술 전후 보조 치료로 사용되기도 한다. 황달은 수술을 앞둔 환자나 수술이 불가능한 환자 모두에게 중요하므로 우선적으로 치료해야 한다.

수술

담도암을 치료하는 가장 좋은 방법은 수술이다. 환자의 상태, 영상검사 결과 등을 토대로 수술 가능 여부와 수술 방법을 결정한다. 담낭암도 담도암과 마찬가지로 수술을 하는 것이 가장 좋지만, 조기에 전이가 되어 수술을 할 수 없는 경우가 많다.

수술이 정답이다

1960년대 담도암은 수술 후 합병증과 그에 따른 사망률이 높은 암 중 하나였다. 해부학적인 구조가 복잡하고 변이가 많기 때문이다. 그러나 1980년대 후반부터 수술 기술과 치료법이 발달하고 해부학적 구조에 대한 연구 및 병리적인 지식이 축적되면서 수술 결과가 좋아졌다. 현재는 담도암 치료에 있어 수술은 가장 중요한 치료법으로 자리 잡았다.

담낭암도 담도암과 마찬가지로 수술을 하는 것이 가장 좋지만, 할 수 없는 경우가 많다. 담낭암이 간이나 주변 임파선으로 조기에 전이되었을 때다. 수술을 하지 못할 때는 항암약물이나 방사선요법으로 치료한다.

수술을 결정할 때는 환자의 나이와 과거력, 현재 치료 중인 질병 상태 및 전신 상태 등을 가장 먼저 고려한다. 수술 전 평가 방법으로는 영상학적 검사(CT, MRI, PET 등)를 가장 중요하게 활용하고 간기능 검사, 종양표지자 검사 등의 결과도 참고한다. 이러한 영상학적 검사를 통해 종양의 침습 정도와 위치, 주요 혈관의 침습 여부, 림프절 전이 등을 판단한다. 이후 종양의 진행 정도에 따라 절제 가능 여부 등을 평가한다.

간내 담도암의 수술

간내 담도암은 간 안에 있는 담도의 말초부에 발생하는 암으로, 황달과 같은 증상이 잘 나타나지 않아 대게 늦게 발견된다. 때문에 수술이 어렵거나 불가능한 경우가 많았다. 그러나 최근 건강검진의 기회가 많아지고 영상의학의 발달로 수술의 기회가 늘면서 간내 담도암이라 하더라도 수술적인 치료로 장기적인 생존을 기대할 수 있게 되었다.

수술 적응증

간내 담도암은 수술로 완치를 기대할 수 있을 때 시행한다. 이때 다른 담도암의 수술 적응증(수술을 해야 하는 상태)과 마찬가지로 타 장기로의 전이와 복강 내 파종이 없어야 한다. 간내 담도암은 비교적 간내 전이가 흔히 발생하므로 수술 전에 영상학적 검사로 간 절제 가능성에 대해 확인한다.

간 절제 범위가 넓다면 절제 후 남게 되는 간이 제대로 기능할 수 있는지가 중요하다. 남게 되는 간의 기능은 보통 용적으로 예측하는데, 간기능의 보존을 위해 적절한 양의 간실질을 반드시 확보해야 한다. 그래야 수술 후 간 부전으로 인한 합병증과 사망을 예방할 수 있다.

잔류 간의 부피가 충분하지 않거나 안전하지 않다고 판단될 때는 절제하게 될 간문맥에 색전술을 시행한다. 색전술은 암세포가 혈액에 의존해 성장한다는 점에 착안해, 화학물질로 영양분을 공급하는 혈관을 차단하는 시술이다. 또 남게 될 간에 혈류를 증가시키고 잔류 간의 부피를 증가시키는 시도를 하기도 한다.

수술 방법

간내 담도암은 기본적으로 병변을 완전히 절제하는 것이 가장 중요하다. 다만 암의 생물학적 특징에 따라 간과 림프절의 절제 범위가 달라질 수 있다. 특히 담도 침윤형인 경우 인접한 간엽과 담도를 하나의 블록으로 절제하고 간문부의 림프절을 절제하는 수술을 한다. 모든 환자에게 가능한 것은 아니지만 최근 기준에 맞는 경우에 한해서 간 이식도 좋은 결과를 보여주고 있다. 하지만 아직 논란이 있고 후속 연구도 필요하다.

수술 후 예후

암의 완전 절제 여부가 예후를 좌우한다. 절제가 불가능한 간내 담도암의 예후는 불량하지만, 완전히 절제하면 5년 생존율이 25~50%에 이른다. 완전히 절제하지 않거나 간내 전이가 된 경우, 림프절로 전이된 경우, 혈관의 침습이 일어난 경우는 예후가 좋지 못하다. 하지만 이럴 때도 방사선치료, 간동맥 화학색전술, 간동맥 주입 화학요법, 방사선색전술, 고주파절제술 등의 국소치료와 전신 항암요법을 시행하면 예후가 좋아질 수 있다.

간외 담도암의 수술

간외 담도암도 외과적 절제술이 가장 효과적인 치료 방법이다. 따라서 절제가 가능한 상황이라면 적극적으로 절제술을 권한다. 간외 담도암 수술은 발생 부위에 따라 수술 방법이 달라진다.

수술 적응증

근치적 절제가 가능하다면 수술을 시행한다. 담도암을 완전히 절제해야 완치를 기대할 수 있다.

수술 방법

간외 담도의 어느 부위에 암이 발생했느냐에 따라 수술 방법이 달라진다. 간외 담도암은 크게 상부, 중부, 하부 담도암으로 분류되며 어느 한 구역에 한정되지 않고 넓게 퍼져 있는 미만성 담도암도 있다.

상부 담도암은 좌우 간관이 나뉘는 부위에 발생한 암으로, '간문부 담도암'이라고도 부른다. 상부 담도의 침습 정도에 따라 수술 방법이 결정된다. 좌우 간관의 합류부에 암의 침습이 없으면 주위의 조직과 림프절을 절제한 후 절제된 담도를 소장과 연결하는 수술을 한다. 반면, 좌측 또는 우측 간내 담도까지 종양이 침습하면 침습된 담도와 간엽을 포함해 주변의 조직과 림프절까지 절제한다. 담도의 합류부를 포함하는 암일 경우 일반적으로 미상엽의 침습이 많아 미상엽을 동반 절제한다.

중하부 담도암은 종양의 침습이 심하지 않고, 담도의 근위부와 원위부에 충분한 절제연이 있을 때 부분 절제술을 시행한다. 이때 담도의 원위부는 췌장으로 들어가는 부분까지 가능한 한 많이 절제한다. 절제연에 암세포가 남아 있거나 췌장 내의 원위부 담도에 병변이 존재할 경우 췌두십이지장절제술을 시행한다. 췌두십이지장절제술은 췌장의 머리 부분과 십이지장, 담도, 담낭 등을 절제한 후 남은 담도와 췌장, 위를 소장과 연결하는 수술법이다. 췌장 두부암일 때 시행하는 방법과 비슷하지만, 간십이지장인대 및 총간동맥 주위 림프절 절제를 좀 더 철저히 하는 경향이 있다.

담도암은 담도벽을 따라 종양의 침습이 발생할 수 있어 수술 전 또는 수술 중에 절제될 담도의 절제연에 종양의 침습이 있는지 조직검사로 확인한다. 그러나 암이 없는 절제연을 항상 확보할 수 있는 것은 아니다.

수술 후 예후

근치적 절제술을 받은 경우 중앙 생존율(추적 환자의 절반이 생존할 확률)은 2년 이상이고, 5년 생존율은 20~40%다. 치료를 하지 않으면 예후가 매우 불량하며, 증상 완화를 목적으로 담즙 배액을 하는 경우 수개월에서 1년 미만의 생존율을 보인다. 암종의 병기와 절제할 면의 종양 침습 여부에 따라 장기 생존 여부가 달라진다.

재발

간문부암 수술 후 재발은 60~75% 정도이며, 하부 담도암은 55% 정도다. 담도암 누적 재발률은 수술 후 3년부터 현격히 감소하기 때문에 수술 후 3년까지는 치밀한 관찰을 해야 한다. 하지만 수술한 지 5년 이후에도 재발하는 경우가 간혹 있어 일반적으로 수술 후 오랜 기간 매년 추적 관찰을 한다.

[간외 담도암의 수술 방법]

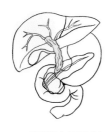

간췌십이지장절제술
미만성 담도암일 경우

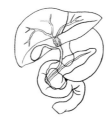

간문부담도절제술
중부 담도암 또는 암이 주 합류부에
침습한 경우

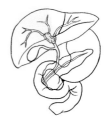

우간담도절제술
암세포가 우측 간내 담도까지
침습한 경우

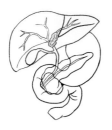

좌간담도절제술
암세포가 좌측 간내 담도까지
침습한 경우

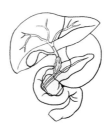

췌두십이지장절제술
중하부 담도암일 경우

담낭암의 수술

담낭암을 완전히 치료하려면 수술을 하는 것이 정답이지만, 발병 초기에 간이나 주변 임파선으로 전이된 경우 수술을 하지 못할 때가 많다. 그럴 때는 항암약물치료나 방사선치료를 적극적으로 시행한다.

수술 적응증 및 수술 방법

수술 전 검사에서 담낭암을 절제할 수 있다고 예상되고 전이 병변이 없을 때 수술을 시행한다. 담낭암 수술은 담낭벽의 침습 범위에 따라 수술 방법이 달라진다. 암세포가 담낭벽의 고유 근육층까지 침범하면 단순담낭절제술을 시행하지만, 그 이상 결체조직까지 침범하면 담낭을 포함한 주위의 간을 함께 절제하는 확대담낭절제술을 시행해야 한다. 이때는 신경 주위의 림프절과 혈관 침습이 있는 담낭암 부위를 추가적으로 절제한다. 간 십이지장인대 주위의 림프절뿐 아니라 담낭관의 절제연을 확보하기 위해 담도를 동시에 절제하기도 한다. 간 절제 범위는 담낭암의 침습 정도에 따라 달라진다.

[담낭암의 수술 방법]

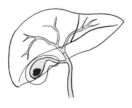 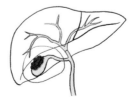 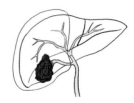

단순담낭절제술   확대담낭절제술   담낭을 포함한 우간절제술

수술 후 예후

예후는 담낭암의 병기에 따라 결정된다. 종양의 침습 정도, 림프절 전이 상태, 조직학적 분화도, 담도의 침습 여부 등이 중요한 예후 인자다. 종양을 완전 절제한 담낭암의 5년 생존율은 95%로 예후가 매우 좋다. 그러나 타 장기에 전이가 있으면 중앙 생존율은 1년 남짓이다. 대부분의 담낭암이 진행성이기 때문에 전체 담낭암의 장기 생존율은 20% 이하다.

담낭용종의 수술

담낭용종의 수술 방법은 병변의 악성 가능성에 따라 결정된다. 양성으로 추정되면 추적 관찰을 하는데, 담낭용종의 크기가 10mm 이상이거나 크기가 계속 커진다면 양성이라 하더라도 담낭절제술을 시행한다.

수술 적응증

최근 건강검진의 기회가 늘면서 담낭용종을 진단받아 담낭절제술을 받는 환자가 늘고 있다. 수술 전에 영상학적 검사로 양성 용종과 악성 용종을 구분하지만, 구분이 되지 않거나 어려운 경우가 대부분이다. 양성으로 추정되는 담낭의 용종성 병변은 추적 관찰하되 담낭용종의 크기가 10mm 이상이거나, 추적 관찰 중에 커지면 담낭절제술을 시행한다. 용종의 크기가 10mm 이하라 하더라도 50세 이상이거나 단일 병변이면 악성 가능성이 있어 수술적인 치료를 고려한다. 그 외에도 담낭암의 가족력, 담낭암 호발 인자, 환자의 우려 등을 고려해 수술을 결정한다.

수술 방법

담낭용종의 수술 방법은 병변이 악성이냐 아니냐에 따라 결정된다. 양성 담낭용종은 복강경 담낭절제술을 시행한다. 악성이면 개복 담낭절제술과 복강경 담낭절제술을 할 수 있다. 수술 전에 용종이 담낭암인지 여부가 확인되지 않거나 점막 및 고유 근육층까지만 침범한 조기 담낭암일 경우에는 복강경 담낭절제술을 시행한다. 다만 담낭 천공에 의한 담즙 누출을 피하기 위해 세심하게 수술해야 한다. 한편 복강경 담낭절제술 도중 담낭 내에만 국한되지 않은 진행성 담낭암으로 의심되면 개복으로 전환해 종양 조직을 남기지 않는 근치적 수술을 시행한다. 하지만 수술 도중 절제 가능 여부에 대한 검사가 불충분하거나 의사의 경험과 제반 여건이 여의치 않을 때는 수술을 종결하고 추후 다시 개복술을 시행한다.

수술 후 예후

담낭용종 때문에 담낭절제술을 한 후에는 절제된 담낭에 대해 면밀한 조직검사를 시행한다. 수술 후 동결절편검사 결과나 병리검사 결과에 따라 추후 치료 방법을 결정한다.

TIP **동결절편검사**
수술 중 의심스러운 조직의 일부를 절제하고 액체질소로 동결시켜 표본을 제작한 뒤 현미경으로 진단하는 방법이다.

항암약물치료

항암약물치료의 기전은 항암제로 암세포의 증식에 필요한 유전자 합성 과정을 방해해 암세포가 빠르게 증식하는 것을 억제하거나 암세포를 죽이는 것이다. 목적에 따라 보조적 항암약물치료와 고식적 항암약물치료를 시행한다.

항암약물치료의 종류와 목적

항암약물치료는 암세포의 증식에 필요한 유전자 합성 과정을 방해해 암세포가 빠르게 증식하는 것을 막거나 암세포를 괴사시키는 치료법이다. 시행 목적에 따라 보조적 항암약물치료와 고식적 항암약물치료로 나뉜다. 전자는 눈에 보이지 않는 미세 전이에 의한 재발 방지를 위해 수술 후 시행하고, 후자는 수술할 수 없을 때 시행한다. 요즘에는 수술 전에 보조적 항암약물치료와 방사선치료가 시도되고 있다. 이는 수술이 어려운 환자에게 선행으로 항암약물치료를 시행해 종양의 크기를 줄인 후 보다 안전하게

항암약물치료의 분류	시행 목적
수술 전 보조적 항암약물치료/ 방사선치료	수술이 어려운 환자에게 수술 전에 항암약물치료와 방사선 치료를 시행해 종양의 크기를 줄인 후 수술 시행
수술 후 보조적 항암약물치료	수술 후 눈에는 보이지 않는 미세 전이에 의한 재발 방지를 위해 시행
고식적 항암약물치료	수술을 할 수 없는 경우 시행

수술을 시행하는 방법이다. 그러나 담도암과 담낭암에서는 아직 효과가 검증되지 않아 추가적인 연구가 필요한 상황이다.

최근에는 암의 생물학적 특성에 근거해 암이 발생하는 과정 또는 암이 진행하고 전이하는 데 중요한 특정 유전물질만 선택적으로 억제함으로써 정상세포를 보호하고 상대적으로 암세포만 공격하는 표적치료제가 개발되고 있다. 또 면역항암치료로 암세포에 대한 면역 반응을 활성화시키는 면역관문억제제가 개발되어 실제 임상에서 적용되고 있다.

일반적으로 항암약물치료는 다년간 전 세계 수백 명 이상의 환자를 대상으로 진행한 3상 임상 시험 결과에 따라, 효과와 안전성이 충분히 검증된

[항암약물치료의 효과]

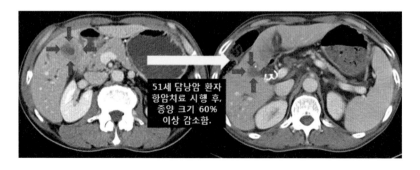

51세 담낭암 환자, 항암치료 시행 후, 종양 크기 60% 이상 감소함.

약제를 사용한다. 국내의 경우 보험심사평가원에서 다양한 임상 연구 결과를 반영해 항암약물을 보험 급여 또는 비보험으로 미리 분류해놓았기 때문에 대부분의 항암약물치료는 보험심사평가원의 보험 기준에 맞춰 진행된다. 항암제의 투여 기간과 약제 변경은 치료 중 추가적인 병기 확인을 통해 결정하는데, 주로 2~3개월 간격으로 전산화단층촬영을 통해 확인한다.

수술 후 보조적 항암약물치료

수술 후 재발 방지를 위해 젬시타빈 또는 5-FU 주사 항암제, 젤로다 경구용 항암제를 기반으로 항암약물치료를 시행한다. 수술 절제면 등을 고려해 방사선치료도 병행한다.

담낭암은 완전 절제를 한 경우, 종양이 근육층 이상을 침범한 경우, 림프절에 전이가 있는 경우 항암약물치료와 방사선치료를 함께 시행한다. 간내 담도암은 완전 절제를 했다면 추가적인 항암약물치료를 하지 않는다. 하지만 림프절 전이가 있거나 절제면의 상태에 따라 보조적 항암약물치료 또는 방사선치료가 필요하다. 간외 담도암 역시 완치적 절제 후 림프절 전이가 없으면 추가적인 항암약물치료를 하지 않는다. 그러나 미국암학회 가이드라인에서는 미세현미경이나 눈으로 봤을 때 절제면에 종양이 남아 있거나 림프절로 전이된 경우 항암약물치료와 방사선치료를 병행하도록 권고하고 있다.

수술 후 항암약물치료의 효과와 유용성에 대해서는 더 많은 연구가 필요하다. 국내뿐 아니라 전 세계적으로 담도암 및 담낭암에 대한 충분한 연구 결과가 없고, 국내 여러 기관에서도 의견 일치가 되지 않기 때문이다.

고식적 항암약물치료

젬시타빈과 시스플라틴을 병용하는 요법을 가장 우선적으로 사용한다. 입원하지 않고 외래에서 투약할 수 있으며, 환자의 80% 정도에서 종양이 줄어들거나 더 이상 진행하지 않는 효과를 보인다. 효과 지속 기간은 8개월 정도다. 젬시타빈과 시스플라틴의 병용요법 이외에도 5-FU를 포함한 다른 요법을 시행할 수 있다. 하지만 국내에서는 젬시타빈과 시스플라틴의 병용요법이 보험심사평가원의 보험 기준 인정을 받아 1차 치료법으로 가장 많이 사용되고 있다.

최근에는 항암약물의 효과를 높이기 위해 젬시타빈, 시스플라틴, 아브락산 3제 병용요법이 도입되었다. 연구 결과에 따르면, 3제 병용요법을 시행한 환자 중 84%에서 종양이 감소되었고, 생존 기간이 19개월까지 연장되어 효과적인 치료법으로 기대되고 있다. 다만 항암제의 부작용 빈도가 높아 선별적으로 환자를 선정해 투약해야 하며, 현재 진행하고 있는 무작위 대조군 3상 연구 결과를 통해 효과를 재확인할 필요가 있다.

항암약물치료에도 불구하고 병변이 증가하거나 반응을 하더라도 내성이 발생하는 경우 약제를 변경하는데, 이때는 이전에 사용하지 않았던 약제를 사용하거나 면역항암약물치료를 시행한다.

- **젬시타빈**

  수술 후 재발 방지나 고식적 항암약물치료를 하는 경우 사용된다. 단독으로 쓰거나 시스플라틴과 함께 사용한다. 나타날 수 있는 부작용으로는 백혈구감소증, 빈혈, 저혈소판증 등이 있다.

- **시스플라틴**

  주로 젬시타빈과 병용해 수술이 불가능하거나 전이성인 담도암에 사용한다. 부작용으로는 구역, 구토, 신독성, 백혈구감소증, 빈혈, 저혈소판증 등이 있다.

- **5-FU**

  방사선치료의 효과를 높이기 위해 사용한다. 수술 후 재발 방지 및 고식적 항암약물치료 목적으로도 사용 가능하다. 구내염, 오심, 백혈구감소증 등의 부작용이 나타날 수 있다.

- **기타**

  아브락산, 옥살리플라틴, 젤로다 등이 치료에 이용된다.

담도암·담낭암의 면역항암약물치료

1차 항암약물치료 후 반응이 없는 환자와 표준 치료가 적합하지 않은 PD-L1 양성 진행성 담도암·담낭암 환자에게 키트루다 면역항암제를 사용한다. 진행성 및 재발성 담도암 환자의 17%에서 치료 효과를 보인 키트루다는 일반적인 항암제보다 부작용이 심하지 않아 환자가 쉽게 치료받을 수 있지만, 효과가 일부에 국한된다는 단점이 있다. 또 유사한 면역관문억제제로 옵디보가 있다. 젬시타빈 기반의 화학요법에 실패한 수술 불가능한 국소 진행성 또는 전이성 담도암 환자에게 옵디보를 시행한 결과, 키트루다와 유사한 치료 효과를 보였다.

면역항암제는 담도암·담낭암 치료에 단독으로 사용할 경우 효과가 떨어진다. 이런 이유로 최근에는 진행성 및 재발성 담도암 환자의 1차 치료로 면역항암제와 세포독성 항암제를 병용하는 임상 시험이 전 세계에서 진행 중이다.

[면역항암약물치료 모식도]

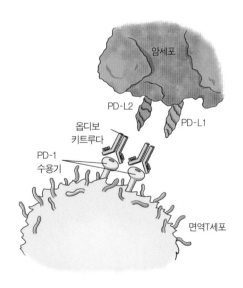

면역항암제는 암세포와 면역T세포의 결합 부위에 작용해
면역T세포의 암세포 공격을 활성화한다.

담도암 등의 담도폐쇄 국소 소작 치료법

담도폐쇄는 담도가 비정상적으로 좁아지면서 담즙이 흘러내리지 않아 황달이나 담도염이 발생하는 질환으로 담도암, 췌장암, 십이지장 유두부암 등의 원인이 된다. 내과적 치료만으로는 완치가 어렵기 때문에 근치적 수술을 해야 한다. 하지만 대부분의 환자가 상당히 진행된 상태에서 발견되기 때문에 수술이 어려운 경우가 많다.

최근에는 내시경적 담도 내 고주파 소작술Radiofrequency Ablation, RFA과 광역학 치료Photodynamic Theraepy, PDT 등이 개발되어 국소 치료법으로 사용되고 있다. 담도 내 고주파 소작술은 종양을 태우는 것은 물론 담도 협착을 개선해 담즙 배액을 효율적으로 유지시키는 치료법으로, 담도의 기능을 보전하고 증상 완화를 기대할 수 있다. 수술 위험도가 높은 고령 환자의 증가, 비침습적인 치료 방법 선호 그리고 삶의 질에 대한 관심이 중시되는 최근 의료 환경의 변화를 고려할 때 담도 내 고주파 소작술 등 국소 치료법의 활용이 기대되고 있다.

[담도 내 고주파 소작술 모식도]

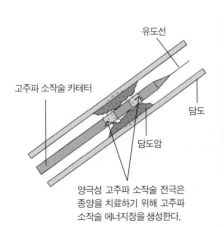

유도선
고주파 소작술 카테터
담도
담도암

양극성 고주파 소작술 전극은 종양을 치료하기 위해 고주파 소작술 에너지장을 생성한다.

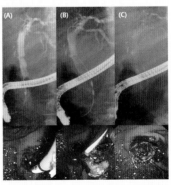

담도암 환자에게 담도 내 고주파 소작술을 시행해 종양을 제거하고 금속배액관을 삽입하는 모습

방사선치료

환자의 전신 상태나 질병의 범위 등을 고려해 근치적 수술을 시행할 수 있는 환자는 전체 담도암·담낭암 환자의 10~40% 정도밖에 되지 않는다. 화학요법 또한 반응률이 30% 정도밖에 되지 않는다. 이렇듯 외과적 절제술 및 화학요법의 한계로 인해 방사선치료가 근치적 또는 보조적 요법으로 사용된다. 최근 컴퓨터와 영상 진단기기, 방사선치료기기의 눈부신 발전으로 방사선치료의 기술이 빠른 속도로 향상되고 있으며, 이를 담도암과 담낭암에 적용하려는 시도들이 진행되고 있다.

언제 방사선치료를 할까?

수술 전 선행 보조요법으로서의 방사선치료

일부 기관에서 수술 전에 방사선치료를 시행하고 그 결과를 보고한 바 있다. 수술 전 방사선치료를 받은 일부 환자의 절제된 조직에서 병변이 모두 사라지는 놀라운 결과가 나타났다. 특히 간문부 담도암은 외과적 절제가 어려운데, 수술 전 방사선치료를 시행하면 절제 가능성을 높일 수 있다. 이는 치료 성공률 향상에 매우 중요한 일이므로 관심 있게 연구해야 한다.

수술 후 재발 방지를 위한 방사선치료

수술 후 재발의 위험이 높은 경우 방사선치료를 시행한다. 주변으로 림프절 전이가 있거나 수술로 절제된 자리에 작은 병변이 남아 있으면 암의 재발 위험이 매우 높다. 일반적으로 방사선치료는 월요일부터 금요일까지 일주일에 5회, 매회 10~20분 정도 시행하며, 총 치료 기간은 한 달에서 한 달 반 정도 걸린다. 복부에 방사선치료를 받으면 오심, 구토, 복통 등의 부작용이 나타날 수 있으며 전신 증상으로는 피로, 무력감 등이 있다.

사실 수술 후 방사선치료의 역할은 아직 확실히 정립되지 않았다. 하지만 많은 연구자들이 수술 후 방사선치료가 생존율을 증가시킨다고 보고하고 있다. 특히 수술로 종양을 절제했을 때 잘라낸 면에 종양세포가 아직 남아 있는 경우 방사선치료를 하면 생존율이 5년 증가한다.

최근 담도암 분야에서 수술 후 방사선치료에 대해 지금까지 발표했던 임상 연구들을 모아 메타분석한 결과에서도 수술 후에 방사선치료를 받았던 환자들의 생존율이 의미 있게 증가했다. 이와 같은 결과로 미루어볼 때 수술 후 위험 인자(잔존 암)가 있는 환자에게 방사선치료가 도움이 될 것으로 생각된다.

국소적으로 진행된 담도암의 방사선치료

국소적으로 진행된 담도암·담낭암은 수술을 진행하기 어렵기 때문에 조직검사만 하는 경우가 있다. 이럴 때 방사선치료를 시행한다. 하지만 주변에 정상 장기가 있어 충분한 양의 방사선을 조사하기가 어려워 방사선치료의 효과를 극대화하기 위해 항암약물치료와 방사선치료를 병행한다.

항암제를 방사선치료와 같이 사용하면 방사선치료의 효과를 증진시켜준 다는 여러 보고가 있다. 하지만 방사선치료만 단독으로 시행할 때보다 항 암제를 함께 사용할 경우 부작용이 증가할 위험도 있다. 따라서 환자의 전신 상태를 고려해 항암제와 방사선치료의 병합요법을 진행해야 한다.

방사선치료의 새로운 기법

방사선치료 분야는 컴퓨터 기술과 영상의학이 발달하면서 눈부신 발전을 이루고 있다. 최근 세기조절방사선치료가 여러 암종에 사용되면서 종양 에 많은 방사선량을 조사하는 동시에 주위의 정상조직은 보호하는 것이 가능해졌다. 담낭암과 담도암에서 세기조절방사선치료에 대한 임상적인 연구 결과가 많지는 않지만, 몇몇 연구 결과에 따르면 기존의 3차원 방사 선치료보다 세기조절방사선치료에서 주요 정상 장기의 선량이 적어 합병 증이 적었다. 따라서 담낭암과 담도암에서 세기조절방사선치료를 적용할 경우 종양과 주변 림프절을 포함해 치료 용적을 결정한 뒤 종양 용적에만 추가로 많은 선량의 방사선을 조사할 수 있어 치료 효과를 높일 수 있을 것으로 기대된다.

하지만 아무리 정밀하게 방사선치료를 시행할 수 있다 하더라도 주변 장기가 너무 가깝게 위치해 있어 충분한 양의 방사선량을 조사하기 어려 운 경우도 많다. 그래서 보다 세밀하게 세기조절방사선치료를 할 수 있도 록 고안된 토모테라피(세기조절방사선치료의 한 종류) 등 새로운 기기들이 임상에서 이미 활발히 이용되고 있다. 이러한 방사선치료의 기법이 향상됨에 따라 수술을 할 수 없는 환자에 대한 치료율이 향상되고 있다. 다만 세기조절방사선치료는 담도암에서 아직 보험이 적용되지 않아 대책 마련이 필요하다.

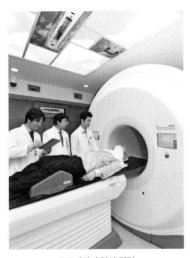

토모테라피 검사 장면

황달 치료

담즙이 흐르지 못해 황달이 지속되면 가려움증은 물론 간농양, 담도염, 패혈증 등 심각한 합병증이 생겨 사망할 수 있다. 또한 담즙은 혈액 내 노폐물을 몸 밖으로 배설하고 췌장액과 함께 지방의 소화에 관여한다. 따라서 황달을 치료해 담즙의 흐름을 원활하게 만들어주는 것은 생명을 유지하고 삶의 질을 높이는 데 필수다.

황달 치료가 중요한 이유

황달은 담도암 혹은 담낭암이 담도를 막아 담즙이 흐르지 못해 발생한다. 황달이 발생하면 수술을 앞둔 환자나 수술을 할 수 없는 환자 모두 막힌 담도를 뚫는 담도배액술을 받아야 한다. 수술 전 환자, 특히 간 절제를 해야 하는 간문부 담도암 환자는 황달을 치료하고 수술을 해야 수술 결과가 좋다. 수술이 불가능한 환자 역시 삶의 질을 높이고 생명을 유지하기 위해 반드시 황달을 치료해야 한다. 황달을 방치하면 가려움증뿐 아니라 간농양, 담도염, 패혈증 등의 합병증이 생겨 사망할 수 있기 때문이다.

항암약물치료로 추가 치료를 할 때도 황달의 해소가 무엇보다 중요하다. 대부분의 항암제가 간에서 대사되기 때문에 황달 수치가 정상이 되어야 안전하게 항암제를 투여할 수 있다.

담도배액술의 방법과 특성

다행히 80~90% 정도의 악성 담도폐쇄는 내시경을 이용한 치료가 가능하다. 즉 내시경을 이용하면 유두부를 통해 막힌 담도에 배액관을 넣어 담즙의 흐름을 유지시킬 수 있다. 이러한 시술을 '내시경적 역행성 담췌관조영술을 이용한 배액술'이라고 한다. 만약 담도의 막힌 부분이 너무 딱딱하거나 암이 십이지장을 막아 내시경이 유두부까지 접근할 수 없을 때는 피부에 바늘을 찔러 담도에 배액관을 유치시키는 경피경간 담도배액술을 시행한다.

두 방법 모두 장단점이 있지만 경피경간 담도배액술은 침으로 간을 천자(속이 빈 가는 침을 몸속에 찔러 넣어 체액을 뽑아내는 일)해야 하고, 담즙을 몸 밖으로 받아내는 주머니를 달고 있어야 하기 때문에 일상생활을 하기가 불편하다. 그래서 황달을 치료할 때는 내시경적 치료를 우선 시도한다. 담도배액술로 황달 수치가 감소하면 항암약물치료나 방사선치료가 가능해진다.

[원위부 담도암일 때 담도배액술]

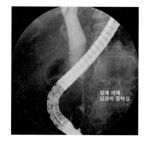

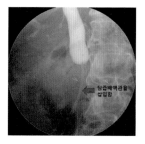

담도배액관 삽입 전

담도배액관 삽입 후

[간문부 담도암일 때 플라스틱 담도배액관 삽입술]

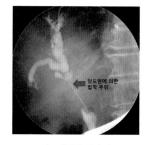

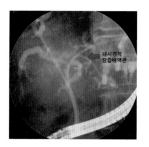

담도배액관 삽입 전

담도배액관 삽입 후

[간문부 담도암일 때 금속 담도배액관 삽입술]

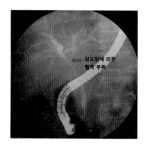

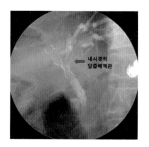

담도배액관 삽입 전

담도배액관 삽입 후

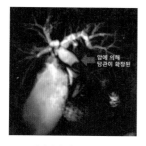
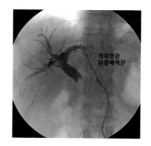

경피경간 담도배액술 전   경피경간 담도배액술 후

[내시경초음파를 이용한 담도배액술]

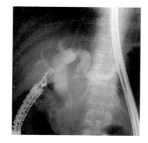
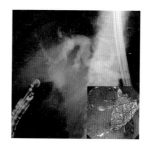

담도배액술 시술 장면   담즙 배액을 위해 배액관 삽입

담도배액술에 사용하는 배액관 종류

내시경을 이용해 담도에 삽입하는 배액관에는 플라스틱관과 자가팽창하는 금속관이 있다. 내시경을 통해 삽입할 수 있는 배액관의 구경이 한정되어 있기 때문에 플라스틱배액관은 구경이 4mm를 넘지 못한다. 이 관을 통해 담즙이 끊임없이 흐르는데, 담즙에 포함된 세균과 담즙이 흐르면서 생

기는 운니(슬러지) 때문에 보통 인체에 장착한 지 3~4개월 후에는 배액관이 막힌다. 이를 보완하기 위해 최근에는 금속배액관이 전달 카테터에 압축된 상태로 내시경을 통해 인체에 삽입되도록 고안된 자가팽창형 금속배액관이 많이 사용된다. 인체에 들어가 팽창되는 금속배액관은 직경이 1cm 정도로 넓다. 플라스틱관보다 수명이 2배 이상 길어 10개월 이상 사용할 수 있다.

경피경간적으로 삽입하는 배액관에도 플라스틱관과 자가팽창형 금속관이 있다. 경피경간 담도배액술로도 배액관을 종양 부위를 통과해 위치시킬 수 있다. 만약 플라스틱배액관이 종양 부위를 통과하지 못한다면 환자는 담즙을 몸 밖으로 받아내는 주머니를 달고 지내야 한다.

[배액관 종류]

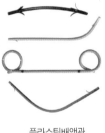

플라스틱배액관

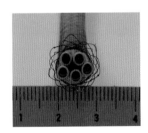

금속배액관

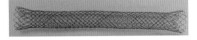

자가팽창형 금속배액관(막이 부착되지 않은 형)

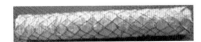

자가팽창형 금속배액관(막이 부착된 형)

[원위부 담도암일 때 자가팽창형 금속배액술]

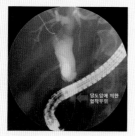 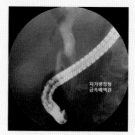

자가팽창형 금속배액관 삽입 전   자가팽창형 금속배액관 삽입 후

담도배액관 관리가 중요하다

황달 치료를 위해 배액관 시술을 받은 이후에는 배액관 관리에 신경 써야
한다. 담도배액관은 담즙을 외부로 배액하는 외부 배액관과 내부로 배액
하는 내부 배액관으로 나뉜다. 우선 외부 배액관을 가진 환자는 배액되는
양을 매일 확인해야 한다. 배액량이 줄어들거나 나오지 않을 때는 배액관
이 폐쇄된 건 아닌지 의심해봐야 한다. 또 외부 배액관을 통해 감염될 수
있으므로 늘 소독을 잘해야 한다. 반면 내부 배액관을 가진 환자들은 배액

되는 담즙의 양을 확인할 수 없기 때문에 담도폐쇄에 따른 담도염의 증상을 잘 알고 있어야 한다. 내부 배액관이 폐쇄되어 담도염이 생기면 발열, 오한과 함께 소변색이 진해지고, 눈의 흰자가 노랗게 바뀌는 황달 증상이 나타난다. 이런 증상은 외부 배액관을 가진 환자들의 배액관이 막혀도 발생할 수 있다. 배액관이 막히면 신속히 병원에 내원해 정확한 검사와 적절한 치료를 받아야 한다.

한국의 자랑스러운 스텐트, 항암제 약물 방출 자가팽창형 금속배액관

자가팽창형 금속배액관은 피막을 입혀도 결국 담즙의 흐름을 유지시켜주는 도관에 불과하다. 당연히 배액관 주변의 암을 치료하는 효과는 없다. 하지만 최근 배액관을 감싸는 피막에 항암제를 첨가해 오랜 시간 지속적으로 항암제가 방출되는 항암제 약물 방출 자가팽창형 금속배액관이 국내 연구진에 의해 세계 최초로 개발되었다. 이 배액관의 안전성과 효능을 시험하기 위한 대규모 임상 시험이 국내에서 진행되었으며, 여러 권위 있는 국내 학술지에 그 임상 결과들이 게재되었다. 연구 결과에 따르면, 원위부 담도암에서 암의 크기가 감소되는 국소 항암 효과를 확인했다. 이 배액관은 기존의 배액관과 차원이 다른, 항암 기능이 있는 최초의 기능성 배액관으로 향후 악성 담도폐쇄 환자의 치료 패러다임을 바꿀 수 있어 세계가 주목하고 있다. 곧 실제 임상에서 이용될 것으로 기대된다.

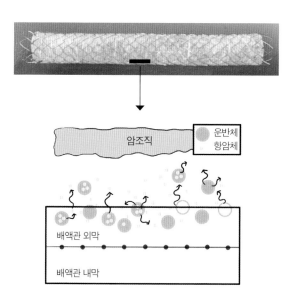

PART 4

담도암·담낭암
예방하기

암을 예방하려면 위험 요인으로 지목되는 것들을 가급적 피해야 한다. 하지만 앞서 살펴본 바와 같이 담도암과 담낭암은 뚜렷한 예방수칙이 없다. 다만 정기적으로 건강검진을 받는다면 담도암과 담낭암은 비교적 초기에 발견할 수 있고, 치료를 받으면 예후도 좋아 췌장암보다 훨씬 유리하다.

담도암·담낭암,
예방할 수 있다

안타깝게도 아직까지 담도암과 담낭암을 예방하기 위한 뚜렷한 예방수칙이나 권고되는 검진 기준이 없다. 하지만 위험 요인으로 밝혀진 것을 일상생활에서 피하고, 정기 건강검진을 통해 담도암과 담낭암 그리고 관련된 염증 등을 조기에 발견해 치료하면 예방이 아주 불가능한 것은 아니다.

담도암의 위험 요소를 제거하고 관리한다

담도암을 예방하려면 담도암을 유발하는 위험 요소들을 제거하는 것이 중요하다. 담도암의 가장 큰 위험 요소는 간흡충증이다. 그러므로 간흡충증을 예방하기 위해 민물고기를 날것으로 섭취하지 않도록 한다. 만약 민물고기 회를 먹은 후 복통이나 소화불량, 황달 등의 증상이 나타나거나 대변 충란검사에서 양성 소견이 보이면 곧바로 간흡충증 치료약을 복용해야 한다. 약의 효과가 탁월하기 때문에 바로 복용하면 완치된다.

또한 간내 담석증이나 담관낭종과 같은 선천성 기형을 진단받으면 담도

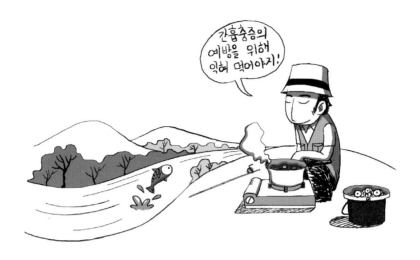

전문의와 상의해 절제술 등 적절한 치료를 받아야 한다. B형 간염으로 인한 간경변을 예방하기 위해 백신을 맞는 것도 좋다. 원발성 경화성 담도염 환자는 평생 전문의의 관리를 받아야 한다.

담낭암의 위험 요소를 제거하고 관리한다

췌담도합류 이상, 석회화 또는 도자기화 담낭 등 선천성 기형인 경우 담낭암 발생률이 매우 높기 때문에 담낭을 제거하는 수술을 받아야 한다. 3cm 이상의 거대 담낭석이 있을 때도 수술이 필요하다. 담낭용종이 있거나 담낭벽이 두꺼워진 환자는 반드시 담도 전문의와 상의해 정기적으로 검진과 치료를 받아야 한다.

조기 발견이 최선의 예방이다

암을 조기에 발견하면 치료가 쉽고 예후도 좋다. 담도암과 담낭암도 정기적으로 건강검진을 하면 비교적 초기에 발견할 수 있다. 일반적으로 건강검진 항목에는 복부초음파가 대부분 포함되어 있는데, 간과 담도는 복부초음파로 검사하기 좋은 장기다. 특히 황달이 나타나기 전에 담도 확장과 같은 이상 소견을 단서로 담도암을 발견할 수 있다. 실제로 무증상 환자에게서 간내 담도의 일부만 확장되거나 담도 전체가 늘어난 것을 발견해 담도암을 진단한 경우가 많다.

　건강검진 항목에 복부초음파나 전산화단층촬영 등의 영상검사가 빠져있을 경우 혈액검사에서 빌리루빈 수치가 높거나 빌리루빈 수치가 정상이더라도 혈청 알카라인포스파타제 수치가 높게 나온다면 영상검사를 추가적으로 받는 것이 좋다. 특히 고령의 환자이거나 과거 간흡충증을 앓은 병

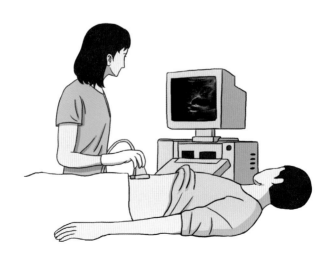

력이 있다면 더욱 신경 써야 한다.

담낭암 역시 복부초음파만 정기적으로 받아도 예방과 조기 발견이 가능하다. 담낭벽이 두꺼워져 있다면 암과 관련이 있는 병변인지 반드시 전문의와 상의해 관리를 받을 필요가 있다.

[복부초음파 영상]

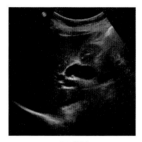
담도 확장

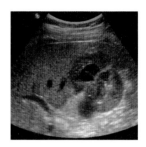
담낭암

부록

췌장암·담도암 환자와 가족의 정신건강관리

췌장암·담도암 환자의 영양관리

췌장암·담도암 환자와 가족의 정신건강관리

암환자와 가족의 정신건강관리가 왜 중요할까?

암 진단은 암환자와 그 가족에게 충격, 우울, 공포, 불안 등 다양한 심리적 증상과 고통을 야기한다. 실제 전체 암환자의 3분의 1 이상이 심각한 수준의 심리적 고통(디스트레스Distress)을 경험하는 것으로 알려져 있다. 그러나 정신과적 질환에 대한 사회적 낙인 등으로 인해 암환자 스스로 이를 인정하지 않으려는 경향을 보인다. 암환자의 심리적 고통이 적절히 관리되지 않으면 암 투병 과정과 질병 예후에 직·간접적으로 부정적인 영향을 끼칠 뿐 아니라 삶의 질이 저하된다. 따라서 조기에 이를 발견하고 치료하는 것이 효율적인 암 관리에 필수적이라는 인식이 높아지고 있다. 이러한 측면에서 종양학의 한 분과로서 정신종양학Psycho-oncology이라는 새로운 학문이 생기기도 했다.

암환자와 보호자는 암 진단과 치료 과정, 치료 후 후유증, 완화 치료 등 각 치료 단계에 따라 다양하고 새로운 사건을 경험하며 변화된 스트레스 상황에 적응해야 한다. 그러나 이러한 상황을 받아들이고 대처하는 과정에 잘못된 통념들이 너무 많다. 암환자는 우울해하는 게 당연하다는 생각, 암환자의 우울증이나 고통은 치료해도 별 소용이 없을 거라는 생각, 암환자는 모두 고통스러운 죽음을 맞게 될 것이라는 생각 등이 대표적인 오해다.

암환자의 우울감을 비롯한 정신건강 문제를 적극적으로 관리하고 치료하는 것은 무엇보다 중요하다. 정신과적 증상의 고통을 완화할 수 있을 뿐 아니라 생활습관, 대인관계, 치료 행동 등에 긍정적인 변화를 일으켜 암 자체의 경과와 예후, 삶의 질에도 좋은 영향을 미치기 때문이다. 암환자의 가족도 보호자의 역할을 수행하면서 책임감, 경제적 부담, 일상의 붕괴와 같은 여러 요인으로 인해 디스트레스를 경험하게 된다. 이러한 정서적 고통 역시 적극적인 관리와 치료를 통해 완화될 수 있으며, 궁극적으로 이는 환자의 예후에 도움을 준다.

암환자와 가족의 심리적 반응

암 진단을 받았을 때 대표적으로 나타나는 심리적 반응을 '4D'라고 부른다. 죽음Death, 장애Disability, 의존Dependence on Others, 외모 변화Disfiguration에 대한 불안이다. 암 진단을 받은 초기에는 절망, 부정, 불신 등의 감정을 경험하게 된다. 점차 우울, 식욕 저하, 불안, 불면, 주의집중력 저하 등으로 일상생활을 하는 데 어려움을 겪는다. 그러나 대부분의 환자는 몇 주 내로 이러한 심리적 반응들을 극복하고 암을 치료하면서 일상생활로 돌아간다. 다만 이러한 일련의 반응은 재발 및 악화, 항암약물치료 등의 실패를 경험하는 시기에 또다시 나타나 수일에서 몇 주간 지속되기도 한다.

암환자는 수술, 항암약물치료, 방사선치료 등 암을 본격적으로 치료하는 과정에서 다양한 정신과적 문제를 겪는다. 특히 췌장암 환자는 오심, 구토, 식욕 저하, 인지기능의 저하, 피로감, 성기능의 변화 등 항암제 부작용과 함께 우울, 불안 증세를 많이 겪는 것으로 알려져 있다.

완치가 불가능한 완화 치료 단계의 암환자가 받는 심리적 고통은 다른 암환자보다 훨씬 크다. 죽음에 대한 두려움, 고독, 가족과 친지와의 이별에 대한 두려움, 신체와 정체성의 소멸에 대한 두려움, 자기 통제 능력 상실에 대한 두려움, 신체적 고통에 대한 두려움, 퇴행에 대한 두려움 등을 느낀다. 환자의 가족도 마찬가지로 환자와의 이별과 상실에 대한 두려움을 겪는다. 성공적으로 완치된 환자와 보호자 역시 재발 및 전이에 대한 두려움과 변한 신체에 대한 상실감 등의 고통을 경험한다. 뿐만 아니라 미래에 대한 불확실성과 낮은 자존감 등의 문제도 동반될 수 있다.

어떤 정신과적 질환이 생길까?

적응장애

암환자에게 가장 흔히 나타나는 정신과적 질환은 적응장애다. 그 외에 우울증, 불안장애, 섬망 등도 자주 발생한다. 섬망을 제외한 질환들은 암환자의 가족에게도 흔히 나타난다. 적응장애는 스트레스를 받는 상황에서 불안, 우울 등의 정서 증상을 일시적으로 경험하는 것으로 스트레스 요인이 사라지면 증상도 대부분 사라진다. 암에 대한 적응 기간을 거치거나 동반된 다른 스트레스가 줄어들면 금방 좋아지기 때문에 상대적으로 가벼운 질환으로 여긴다. 하지만 스트레스 요인인 암은 만성화되는 경우가 많아 오래 지속되기도 한다.

우울증

우울증과 같은 기분장애도 암환자에게 자주 발생한다. 문제는 암을 치료하는 과정에서 나타나는 피로, 식욕 저하, 불면, 성욕 감퇴 등도 우울증의 증상이기 때문에 이를 감별하는 데 어려움을 겪을 수 있다. 따라서 암환자의 우울증을 진단할 때는 신체 증상보다 불쾌감, 우울감, 무망감, 무가치감, 즐거움 상실, 자살 사고 등의 정신 증상에 초점을 둔다.

TIP 우울증 체크리스트

☐ 온종일 우울한 기분이 든다.

☐ 일상생활에서 대부분의 활동에 아무런 흥미를 느끼지 못한다.

☐ 다이어트를 하지 않아도 살이 빠지거나(혹은 반대로 살이 찌거나), 지속적으로 식욕이 감소(또는 증가)한다.

☐ 불면증이 있거나 반대로 잠을 너무 많이 잔다.

☐ 초조하거나 불안하다.

☐ 몸이 피로하고 활력이 없다.

☐ 무가치감 또는 과도한 죄책감을 느낀다.

☐ 집중력이 떨어지고 우유부단해진다.

☐ 죽음에 대해 반복적으로 생각하거나 구체적인 계획을 세운다.

왼쪽 박스는 암환자를 대상으로 하는 우울증 체크리스트다. 일반적으로 9개 항목 중 5개 이상이 2주 이상 지속되면 우울증으로 진단한다. 하지만 암환자의 경우 표시된 증상이 우울증을 진단하는 데 중요한 포인트가 된다.

췌장암은 위암, 대장암, 혈액암 등 여러 암 중에서 우울증 발생 빈도가 가장 높다. 특히 췌장암 환자 중 50대 이하의 젊은 연령층에서 우울증 발생 빈도가 높다. 우울증은 항암제나 스테로이드 계열의 약물 등과 연관이 있을 수 있다.

불안장애

암환자에게 생기는 또 다른 정신과적 질환은 불안장애다. 암을 진단받은 순간부터 검사 결과를 기다릴 때, 암이 재발했을 때, 수술 및 시술을 시행할 때 등 각 치료 단계에서 불안을 경험한다. 스테로이드 계열의 약제와 항구토제가 일부 불안을 유발할 수 있으며, 저산소증이나 패혈증 같은 비정상적 대사 상태일 때도 불안이 악화될 수 있다. 주기적으로 항암치료를 받는 환자의 경우 항암제로 인한 오심, 구토, 신체적 고통의 경험이 조건화되면서 다음 항암치료를 받기 전에 예기불안(앞으로 일어날 일에 대해 예상하면서 겪는 심리적 불안)과 함께 오심, 구토 등이 나타날 수 있다. 이때 개인이 대처할 수 있는 능력의 범위를 넘어서는 불안이 발생하면 즉각적인 치료가 필요하다.

불안장애와 함께 불면증도 흔히 일어난다. 정서적 변화 없이 불면 증상만 나타나는 경우는 흔치 않기 때문에 환자 또는 보호자가 잠에 들지 못하거나 깊은 수면을 취하지 못할 때는 우울, 불안 등의 정서 증상이 동반된 것은 아닌지 살펴봐야 한다.

섬망

암환자의 몸 상태가 악화되면서 섬망 증상이 나타날 수 있다. 섬망은 의식 장애와 내적인 흥분의 표현으로 볼 수 있는 운동성 흥분을 나타내는 병적 정신 상태다. 원인은 감염, 약물, 영양 결핍, 수술, 통증 등 매우 다양하다. 주의 집중력 저하, 지남력 장애, 환각, 착각, 인지 저하 등의 증상을 동반하고 하루에도 몇 번씩 기분과 행동의 변화를 보이는 것이 특징이다. 안절부절못하고 횡설수설하기도 한다. 또 수면 문제를 흔히 동반한다. 따라서 몸 상태가 좋지 않은 암환자에게 주의집중력 문제를 포함한 인지기능의 급격한 변화와 수면 문제가 나타나면 섬망 증상이 아닌지 의심해봐야 한다.

암환자에게 섬망 증상이 나타나면 임의로 수면제를 사용할 것이 아니라 수면에 도움을 주는 항정신병약물을 처방받아야 치료에 도움이 된다. 후유증이 남기도 하지만, 섬망의 급성 증상은 대부분 호전된다.

자살 시도

암은 자살의 주요한 위험 요인이므로 이를 조기에 예방하고 관찰하는 것이 필요하다. 암환자의 자살률은 일반 인구집단보다 4배 정도 높게 나타난다. 특히 우울증이 있거나 희망이 없다고 느낄 때, 통증을 포함해 증상 조절의 어려움을 겪을 때, 기대했던 치료에 실패하고 질병이 악화되었다는 소식을 들었을 때, 가족과 불화를 겪을 때, 경제적 문제 등으로 어려움을 겪을 때, 사회적으로 고립되어 지지 체계가 없을 때, 과거 물질 남용을 비롯한 정신과적 질환이 있었을 때 더 많이 발생한다. 암 진단을 받은 환자들은 예후가 좋다 하더라도 암이 진행되어 고통스럽게 죽을 바에 스스로 죽겠다는 생각을 하는 경우가 많다. 따라서 환자의 가족 및 주변 사람들은 환자의 우울 증상이나 자살 사고에 늘 주의를 기울여야 한다. 대개 자살 생각을 물어보는 행위가 자살 생각을 더 악화시킬 거라고 오해하는데, 오히려 회피하지 않고 환자와 직접적으로 자살에 대해 이야기를 나누는 것이 도움된다.

병원의 자살 예방 프로그램을 활용하는 것도 좋다. 강남세브란스병원을 비롯한 여러 기관에서 암환자의 자살 예방 및 위기대응 프로그램을 운영 중이다. 정신건강의학과 진료를 통해 도움을 받는 방법도 있다.

정신건강은 어떻게 진단하고 치료할까?

일반적으로 암환자의 정신건강 문제를 평가할 때는 정신건강의학과 전문의의 대면 진찰을 통한 정신상태검사Mental Status Examination와 함께 자가보고 설문지, 평가자 기반 척도 등의 검사를 시행한다. 더욱 정밀하게 심리 상태를 평가하기 위해 시간이 상당히 소요되는 종합심리검사를 시행하기도 한다. 스트레스 수준, 자율신경계의 변화 양상을 확인하기 위해 심박변이도 검사를 하는 경우도 있다. 섬망 증상이 발생했거나 뇌의 기질적 원인이 의심될 때는 MRI, 뇌파 검사 등을 하기도 한다.

약물치료

정신건강 문제를 치료할 때 가장 많이 사용하는 것은 약물치료다. 췌장암 환자는 암을 진단받은 초기 6개월 이내에 항우울제 복용을 시작하는 빈도가 가장 높다. 특히 진행된 암이거나, 수술을 받지 못한 경우, 50대 이하의 젊은 연령인 경우 항우울제를 사용하는 빈도가 매우 높은 것으로 보고된다. 그러나 항우울제보다 더 많이 처방받는 약물이 있다. 바로 항불안제와 수면제다.

주로 사용하는 항우울제는 선택적 세로토닌 재흡수 억제제(SSRI), 세로토닌-노르에피네프린 재흡수 억제제(SNRI), 삼환계 항우울제(TCA) 등이 있다. 약제별로 효과와 부작용이 다양해 정신건강의학과 의사가 환자의 상태를 관찰한 후 처방한다. 오심과 구토 증상이 심하고 식욕 저하, 불면 등의 증상이 나타날 때는 미르타자핀Mirtazapine과 같은 항우울제가 도움이 된다. 항우울제의 효과가 본격적으로 나타나려면 몇 주 정도 시간이 걸리기 때문에 초기에 포기하지 않고 꾸준히 복용해야 한다.

항불안제로 사용되는 벤조디아제핀Benzodiazepine 계열의 약물은 불면, 불안 등의 증상에 빠른 효과를 보이지만, 근본적인 치료 효과를 얻으려면 항우울제와 함께 복용하는 것이 좋다. 불면 증상이 있을 때는 졸피뎀Zolpidem 계열의 수면제를 처방하기도 하는데, 섬망이 있는 경우 오히려 이를 악화시킬 수 있으므로 유의해야 한다. 섬망은 기본적으로 원인을 교정하는 것이 원칙이나 불면, 행동 문제가 동반될 때는 비정형 항정신병약물Atypical antipsychotics이나 트라조돈Trazodone 등이 도움이 될 수 있다. 간혹 과도하게 피로감과 무기력감을 호소하는 환자에겐 중추신경활성제를 사용하기도 한다.

비약물치료

비약물치료의 대표적인 것은 정신치료로, 상담치료와 인지행동치료 등을 포함한다. 상담치료에서는 췌장암과 담도암 환자 및 보호자의 심리, 우울 및 스트레스 증상의 원인과 특징, 대처 방법 등을 설명하고 정서적 지지를 제공한다. 상담을 진행하면서 환자와 보호자의 성격, 인지구조, 대처 방식 등을 치료자가 파악하고 향후 암과 관련된 어려움에 현명하게 대처할 수 있도록 돕는다.

인지행동치료는 암 진단 및 치료 과정에서 생기는 부정적인 생각과 왜곡된 인지를 교정하고 행동을 변화시켜 환자와 보호자가 긍정적이고 활동적인 삶을 살아갈 수 있도록 도와주는 것이다. 그 외에 마음챙김과 같은 명상기법을 활용하거나 생리적 안정을 위한 바이오피드백, 뉴로피드백 치료를 하기도 한다.

최근에는 암환자의 심리적 측면에 초점을 맞춘 연구들이 진행 중이다. 이 연구들은 환자가 자기 삶의 의미와 영적 웰빙Spiritual Well-being을 느끼는 것의 중요성을 강조한다. 이와 관련해 의미중심 정신치료Meaning-centered Psychotherapy라는 기법이 주목받고 있다. 특히 최근 진행된 연구에 따르면 진행성 췌장암과 담도암 환자들이 해당 치료를 받고 삶의 의미를 되찾았다. 또 정서적 고통, 불안, 우울 증상이 줄어들었으며 삶의 질이 향상되었다.

췌장암·담도암 환자의
영양관리

암 치료 시 영양관리가 무엇보다 중요하다

암을 치료할 때 환자 스스로 할 수 있는 최선의 방법 중 하나는 내 몸의 영양 상태를 최상의 상태로 유지하는 것이다. 영양 상태가 좋아야 신체 면역기능이 향상되고, 체근육량이 유지되며 치료 중 손상된 체조직이 빨리 재생된다. 또 감염의 위험이 감소하고 힘과 에너지를 증가시켜 암 치료를 잘 견딜 수 있게 한다. 치료 후에는 회복이 잘되고 삶의 질도 높아진다.

좋은 영양 상태를 유지하는 것은 암 치료 계획을 잘 수행하기 위한 필수 요소다. 항암약물치료나 방사선치료를 받을 때는 체내에서 필요로 하는 에너지가 더욱 증가하는데, 이를 충족시키지 못할 경우 체내에 저장된 지방과 단백질이 대신 사용된다. 그러면 체중이 감소해 결국 영양불량으로 면역력이 떨어져 치료를 제대로 받을 수 없게 된다.

암으로 사망하는 환자들의 3분의 1 이상이 영양불량이라는 보고가 있을 정도로 영양관리는 매우 중요하다. 췌장암 환자의 90%가 체중 감소, 75%가 영양 흡수불량 그리고 60%가 식욕부진 증상을 보인다. 그러므로 치료 기간 동안 충분한 에너지를 낼 수 있도록 탄수화물, 단백질, 지방이 골고루 함유된 식사를 하는 것이 중요하다.

어떻게 식사를 해야 할까?

적절한 체중을 유지할 수 있도록 식사량을 조절한다

치료 중에 체중이 급격히 감소한다면 적절한 영양치료를 받아야 한다. 적절한 체중을 유지해야 치료 효과가 좋고, 치료를 마친 후에도 건강을 유지하며 삶의 질을 높일 수 있기 때문이다. 의도하지 않은 체중 감소는 영양불량을 알리는 위험 신호가 될 수 있다. 한 달 동안 5% 이상의 체중 감소, 예를 들어 평소 60kg인 사람이 한 달 만에 3kg 이상 체중이 줄었다면 반드시 의료진과 상의해야 한다. 또한 자신에게 맞는 적절한 식사량은 평소 식습관, 질병 및 영양 상태, 체중 등에 따라 달라지므로 영양사와 상담하도록 한다.

· 표준체중 구하는 방법

여자 표준체중(kg) = 키(m)×키(m)×21

남자 표준체중(kg) = 키(m)×키(m)×22

· 표준체중 백분율 구하는 방법

표준체중 백분율(%) = 현재 체중(kg) / 표준 체중(kg)×100

· 표준체중 백분율 평가

표준체중 백분율	평가
≥ 120%	비만
110% ≤ 현재 체중 < 120%	과체중
90% ≤ 현재 체중 < 110%	정상
80% ≤ 현재 체중 < 90%	경미한 영양불량
70% ≤ 현재 체중 < 80%	중정도 영양불량
< 70%	심한 영양불량

매일 다양한 식품을 섭취한다

암에 좋다고 알려진 특정 식품군이나 음식이 체내에 필요한 모든 영양소를 공급할 수는 없다. 따라서 충분한 열량과 단백질, 비타민과 무기질을 보충하려면 식품 구성 자전거에서 제시하는 6가지로 분류된 식품을 매일 골고루 섭취하는 것이 좋다.

[식품 구성 자전거]

❶ 곡류
❷ 어육류
❸ 채소류
❹ 과일류
❺ 우유, 유제품
❻ 유지류

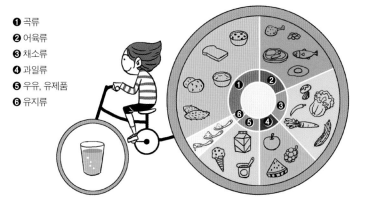

식품군	급원 식품	식품군의 역할
곡류 (주황)	쌀, 잡곡류, 빵, 국수, 떡, 감자, 고구마 등	탄수화물과 비타민 B 복합체의 중요한 급원 식품이다. 무엇보다 탄수화물은 우리 몸에 필요한 열량 급원으로 매우 중요하다.
어육류 (보라)	고기, 생선, 달걀, 두부, 해물 등	단백질의 주요 급원 식품으로, 면역기능과 체력 유지에 매우 중요하다. 암세포의 특징은 건강한 세포의 단백질을 빼앗아 자신의 증식을 반복하는 데 사용한다. 이때 단백질을 잃은 정상세포들은 암세포와 대항할 능력을 잃는다. 암환자는 면역 단백질의 합성, 암세포 증식 등의 이유로 체내 단백질의 합성과 분해가 더욱 빠르게 이루어지므로 반드시 적절한 양의 단백질을 섭취해야 한다.
유지류 (노랑)	식용유, 참기름, 견과류 등	지방은 같은 양의 탄수화물이나 단백질보다 2배 이상의 열량을 낸다. 지방에는 식물성 지방(콩기름, 올리브유, 참기름, 들기름 등)과 동물성 지방(육류의 기름기, 버터 등)이 있는데, 포화지방이 많은 동물성 지방보다 식물성 지방을 섭취하는 것이 좋다.
우유 및 유제품 (파랑)	우유, 발효유 등	단백질과 칼슘, 여러 종류의 비타민을 공급한다.
채소류 (초록)	오이, 배추, 당근, 시금치, 무 등	생리기능을 조절하는 비타민과 무기질의 주요 급원 식품이다. 생리기능을 활성화시키는 식이섬유소, 항산화비타민 등을 공급한다.
과일류 (빨강)	사과, 배, 귤 등	생리기능을 조절하는 비타민과 무기질의 주요 급원 식품이다. 생리기능을 활성화시키는 식이섬유소, 항산화비타민 등을 공급한다.

암 치료 중 지켜야 할 식사지침

암환자를 위한 기본 식사지침은 다음과 같다.

① 아침 식사, 점심 식사, 저녁 식사와 간식을 규칙적으로 한다.

② 밥은 매끼 반 그릇 또는 한 그릇 정도 먹는다. 밥을 적게 먹거나 죽을 먹는 경우 빵, 감자, 고구마, 떡 등과 같은 곡류를 조금씩 자주 섭취한다.

③ 단백질 급원 식품인 어육류를 매끼 충분히 섭취한다. 고기나 생선 대신 달걀, 두부, 콩, 치즈 등을 섭취해도 좋다.

④ 채소를 매끼 충분히 섭취하고, 씹거나 삼키기 어려운 경우 다지거나 갈아서 먹는다.

⑤ 한 가지 이상의 과일을 매일 1~2회 이상 먹는 것이 좋다.

⑥ 우유 및 유제품은 하루 1컵(200mL) 이상 마신다. 우유가 맞지 않을 경우 두유, 요구르트, 치즈 등으로 대체한다.

⑦ 음식을 만들 때 식용유, 참기름, 들기름 등의 기름을 충분히 사용한다.

⑧ 지나치게 맵거나 짜지 않게 요리한다.

암환자에게 도움이 되는 음식 vs 피해야 하는 음식

암환자에게 도움이 되는 음식

암환자는 균형 잡힌 식사를 하는 것이 원칙이며, 항산화물질과 파이토케미컬이 함유된 식품을 충분히 섭취하는 것이 좋다. 항산화물질과 파이토케미컬은 채소, 과일, 전곡류, 콩류, 견과류 등에 많이 함유되어 있다. 도정이 덜 된 전곡류와 5가지 색(보라, 하얀, 빨강, 노랑, 초록)의 채소와 과일을 매일 5~6접시 (400~600g) 이상 섭취하도록 한다.

항산화물질은 체내의 손상된 세포를 회복시키고 암을 유발할 수 있는 세포 손상으로부터 우리 몸을 보호해준다. 또한 건강한 세포의 DNA를 교란시켜 질병을 유발하는 자유라디칼을 파괴하고 항산화 효소를 자극하며 이를 빠르게 복구하는 역할을 한다. 항산화물질에는 비타민, 미네랄, 파이토케미칼이 있으며 대표적인 항산화물질로는 비타민 A, 비타민 C, 비타민 E, 셀레늄 등이 있다.

파이토케미칼은 식품에 들어 있는 화학물질로, 일반 영양소와 달리 식품의 색과 맛, 향 등을 통해 얻을 수 있다. 또 면역 시스템을 자극해 바이러스와 질병의 원인 물질로부터 우리 몸을 방어하고, 암의 원인이 되는 발암물질과 암의 성장을 돕는 감염으로부터 우리 몸을 보호한다. DNA의 손상을 막거나 손상된 DNA를 복원해주는 역할도 한다. 파이토케미컬은 영양 보충제보다 식품으로 섭취해 다른 물질들과 함께 상호작용할 때 효과가 더 좋다.

암환자가 피해야 하는 음식

음식을 지나치게 제한하면 오히려 필요한 영양소를 충분히 섭취하지 못해 영양불량을 초래할 수 있다. 따라서 암 치료에 도움이 되지 않는 음식들은 최대한 피하면서 필요한 영양소는 충분히 섭취하는 것이 중요하다.

암환자가 주의해야 할 식품은 설탕이나 소금이 많이 들어간 음식, 훈연식품, 절임식품, 기름기가 많은 가공육류 등이다. 설탕이 많이 함유된 탄산음료,

초콜릿 등은 암 발생과 관련된 비만의 위험을 높일 뿐 아니라 고중성지방혈증과도 관련이 있다. 또한 소금이 다량 함유된 장아찌 등의 절임식품은 위암의 발생 위험을 높인다. 햄, 소시지 등의 가공육류는 가공 과정에서 첨가되는 방부제, 감미료, 색소 등이 신체 내에서 발암물질로 작용할 수 있으므로 피하는 것이 좋다. 특히 고기를 숯불에 직접 구우면 기름이 불 속으로 떨어지면서 음식에 닿는 연기와 불꽃에 의해 발암물질인 다환방향족 탄화수소가 만들어진다. 음식이 탈 때는 암을 촉진하는 물질인 헤테로사이클린 아민이 육류 표면에 형성되기 때문에 바비큐 음식은 가급적 먹지 않는 것이 좋다. 또한 암 치료 기간에는 면역력이 많이 저하되어 있으므로 생선회, 육회 등 익히지 않은 음식은 먹지 않는 것이 안전하다.

췌장암·담도암 수술 환자의 영양관리

췌담도 환자들이 가장 많이 받는 수술은 휘플씨 수술과 유문보존 췌두십이지장절제술이다. 간문부 담도암 환자는 담도와 담낭을 절제하면서 간의 일부를 절제하기도 한다. 따라서 수술 후에는 영양소 흡수에 필요한 소화효소의 분비기능이 감소하면서 흡수불량으로 인해 영양 저하 상태가 발생할 수 있다. 특히 위 마비, 지방 흡수불량, 고혈당, 수분 및 전해질 불균형, 문합누출, 유미누출, 덤핑증후군, 비타민 흡수불량(A, D, E, K, B_{12}, 엽산 등), 무기질 흡수불량(Fe, Ca, Zn 등)이 나타날 수 있으므로 이를 고려한 영양관리가 필요하다. 특히 휘플씨 수술 이후에는 조기 만복감, 위 배출 지연, 문합누출, 설사, 덤핑증후군, 궤양, 담즙산 역류 위염이 흔하게 나타나는데, 조기 만복감이 심한 환자는 음식을 조금씩 자주 먹는 것이 도움이 된다. 수술 후 발생하는 증상에 따른 관리 방법은 다음과 같다.

위 마비

수술을 하고 위 내용물 배출을 위한 처치를 한 이후에는 위장운동이 향상되어 식사를 할 수 있게 된다. 묽은 미음을 소량씩 하루에 6번 정도 먹되, 단계적으로 식사량을 늘린다. 섬유질이 많은 음식, 기름진 음식, 위에서 소화되지 않는 음식은 되도록 피하며 잠자기 2~3시간 전에는 음식을 먹지 않는다. 위장관 윗부분 즉, 머리와 상체는 똑바로 세운 자세를 유지하고 허리를 조이는 옷은 피한다.

지방 흡수불량(지방변증)

지방변증을 보이는 지방 흡수불량 환자는 지방소화효소약제를 복용하면 도움이 된다. 저지방 식사를 하거나 소화·흡수가 용이한 중쇄지방산유(MCT오일)를 사용한 음식을 먹는다.

TIP 덤핑증후군

위 절제 후 발생하는 증세로 식후 메스꺼움, 구토, 현기증, 식은땀, 빈맥 등이 나타난다.

고혈당

혈당이 높으면 경구용 혈당강하제를 복용하거나 인슐린 용량을 증가시켜 혈당을 조절한다. 이때 혈당을 급격히 상승시키는 설탕, 물엿 등 단순당을 함유한 식품은 되도록 피한다.

수분 및 전해질 불균형

구토, 설사 등으로 수분과 전해질이 불균형을 이루면 수분의 섭취량을 충분히 늘린다.

문합누출

문합누출이 심할 때는 구강 섭취 대신 관을 이용해 위나 장으로 영양을 공급하거나 고열량 수액(중심정맥영양)을 맞는다.

유미누출

유미(림프관으로 흡수된 지방과 지방산으로 이루어진 우유 빛깔의 림프액)가 누출된 경우 입으로 지방을 섭취하지 않도록 무지방식을 섭취한다. 중쇄지방산유가 많이 함유된 영양보충제제도 복용한다.

덤핑증후군

조기 혹은 후기 덤핑 증상을 완화하려면 단 음식과 같은 고삼투성 음식을 피하고, 단백질과 복합탄수화물이 골고루 함유된 음식을 섭취한다. 소량씩 여러 번 나누어 가능한 한 천천히 먹고, 식사 후에는 바로 움직이거나 눕지 않는다. 음료는 식사 30분 전후에 마시고, 방귀가 잘 나오지 않을 경우 탄산음료 는 먹지 않는다. 너무 뜨겁거나 찬 음식도 피한다.

비타민 흡수불량

지방 흡수불량일 때는 지용성 비타민을 복용한다. 비타민 B12와 엽산이 부 족할 때도 복용하도록 한다.

무기질 흡수불량

칼슘 흡수 혹은 대사적 골질환에 문제가 있다면 보충제를 복용한다. 빈혈 증상이 있거나 철분이 부족한 경우 철분제를 복용하는데, 철분의 흡수를 높 이기 위해 신선한 채소, 과일 등 비타민 C가 많이 함유된 음식을 함께 먹는 것 이 좋다.

당뇨병이 동반된 췌장암·담도암 환자의 영양관리

췌장암 수술 후에는 수술로 인한 스트레스나 췌장의 내분비기능 감소로 수 술 전보다 혈당이 높아질 수 있다. 이때 혈당 상승이 걱정되어 식사량을 줄이 면 체중이 감소한다. 당뇨병 진단을 받았다면 과식하거나 단순당 섭취를 피 하고, 섭취량이 부족해 영양불량이 생기지 않도록 주의한다. 반드시 필요량 범위 내에서 충분한 영양을 섭취하며 당뇨병 식사관리의 기본 원칙을 지켜야 한다. 당뇨병 식사요법의 기본적인 10가지 원칙은 다음과 같다.

① 세끼 식사는 규칙적으로 정해진 시간에 한다.

② 처방된 식사량을 꼭 지켜서 섭취한다.

③ 편식하지 않고 골고루 섭취한다.

④ 설탕이나 꿀, 사탕 같은 단 음식은 소화·흡수가 빨라 혈당을 급격히 상승시키므로 피한다.

⑤ 음식의 간은 되도록 자극적이지 않고 싱겁게 한다.

⑥ 육류를 조리할 때 껍질이나 지방은 제거한 후 사용하며 버터, 생크림 등 고지방 식품과 기름기 많은 육류, 가공식품의 섭취를 줄인다.

⑦ 외식할 때는 설탕을 많이 사용한 음식, 튀긴 음식, 중국 음식, 성분을 알 수 없는 식품 등은 피한다.

⑧ 기름의 양을 줄이기 위해 튀김이나 전보다는 볶음, 구이, 찜, 조림 등의 조리 방법을 선택한다.

⑨ 섬유소가 풍부한 식품을 충분히 섭취한다. 예를 들면 흰밥 대신 잡곡밥, 식빵 대신 통밀빵, 녹즙이나 주스 대신 생채소나 생과일을 선택한다.

⑩ 평상시 피해야 할 식품들을 꼭 염두에 둔다.

피해야 할 식품들 : 설탕, 콜라, 사이다, 꿀, 케이크, 과자, 시럽, 파이, 잼, 과일 통조림, 사탕, 젤리, 아이스크림, 술 등

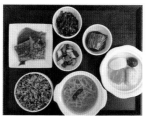

균형식

항암치료·방사선치료 환자의 영양관리

항암치료나 방사선치료 시 식욕부진, 입과 목의 통증, 입맛의 변화, 구강건조증, 메스꺼움과 구토, 설사, 변비 등의 부작용이 나타날 수 있다. 이에 대한 대처 방법은 다음과 같다.

식욕이 없을 때

① 소량씩 자주 먹는다.

② 시간에 얽매이지 않고 먹고 싶을 때 먹는다.

③ 수시로 먹을 수 있도록 가까운 곳에 간식을 준비한다.

④ 좋아하는 음식을 먹는다.

⑤ 평소 먹던 음식의 형태와 질감을 바꿔본다.

⑥ 식사 시간, 식사 장소, 분위기를 바꿔본다.

⑦ 영양밀도가 높은 고열량 음식을 섭취한다.

⑧ 간식으로 죽, 미음, 유제품 등을 활용한다.

⑨ 지속적으로 음식 섭취가 어려운 경우 영양보충용 제품을 고려한다.

⑩ 수분을 많이 섭취하면 포만감이 들어 식사량이 줄어든다. 그러므로 식사 전후 30분에는 수분을 섭취하지 않는다.

⑪ 가벼운 운동을 규칙적으로 한다.

> ## 고단백 고열량 간식 만들기
>
> ### 방법 1 영양죽 만들기
>
> - 단백질인 고기, 전복, 새우 등을 식물성 기름에 먼저 볶은 후 죽을 끓인다.
>   (예 : 새우죽, 전복죽 등)
> - 열량 증가를 위해 흰죽에 깨, 잣 등을 넣어 끓인다.
>   (예 : 잣죽, 흑임자죽 등)
>
> ### 방법 2 영양밀도 높이기
>
> - 우유에 미숫가루, 코코아 가루, 영양보충제제분말 등을 타서 마신다.
> - 빵이나 떡에 잼, 크림치즈 등을 발라서 먹는다.
> - 샐러드를 먹을 때 드레싱을 충분히 뿌리고 견과류를 다져 넣는다.

입과 목에 통증이 느껴질 때

① 촉촉하고 부드러운 음식(완자전, 스크램블, 연두부, 으깬 감자, 으깬 채소 등)을 먹는다.

② 씹고 삼키기 쉬운 음식(흰죽, 닭죽, 고기죽, 전복죽, 호박죽, 채소죽 등 죽류)을 먹는다.

③ 부드럽지 않은 음식은 부드러워질 때까지 푹 조리한다.

④ 음식의 크기를 작게 자르거나 믹서를 이용해 음식을 곱게 간다.

⑤ 삼키기 쉽도록 맑은 고깃국물, 소스, 미음 등과 섞는다.

⑥ 입안을 자극하는 음식은 피한다.
(오렌지, 포도, 레몬토마토주스 등 신 음식, 양념을 많이 사용하거나 소금에

절인 음식, 딱딱한 토스트, 크래커, 말린 음식 등)

⑦ 입안이 아프면 빨대를 사용해 음료수를 마신다.

⑧ 작은 숟가락을 이용해 음식을 조금씩 먹는다.

⑨ 질감이 부드러운 호상 요구르트, 치즈, 아이스크림 등과 같은 유제품을 섭취한다.

⑩ 입과 목에 자극을 주는 뜨거운 음식은 충분히 식혀서 먹는다.

⑪ 음식 찌꺼기와 박테리아를 제거하기 위해 입안을 자주 헹군다.

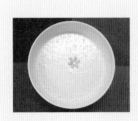

추천 레시피

마영양죽
(1인분 영양소 : 열량 210kcal, 단백질 11g)

재료(3인분) 마 250g, 두부 100g, 잣 1.5큰술, 우유 1컵(200mL), 물 1.5컵(300mL), 찹쌀가루 2큰술, 꿀 1큰술, 소금 1/4작은술

조리법
1 마는 껍질을 벗기고 깨끗이 씻어 적당한 크기로 썬다.
2 믹서에 ①의 마와 물 1컵을 넣고 곱게 간 뒤 그릇에 덜어놓는다.
3 믹서에 두부, 잣, 물 0.5컵을 넣고 곱게 간다.
4 냄비에 ②와 ③을 넣고 우유를 넣은 뒤 한소끔 끓인다.

[비교] 흰죽 1그릇의 영양소 : 열량 200kcal, 단백질 4g
그냥 흰죽을 먹는 것보다 두부와 우유를 넣으면 단백질을 더 많이 섭취할 수 있다.

환자용 영양보충제품

입과 목에 통증이 느껴져 음식 섭취가 어려울 때는 환자용 영양보충제품으로 영양을 보충한다. 환자용 영양보충제품에는 탄수화물, 단백질, 지방, 비타민, 무기질 등 건강 유지에 필요한 영양소가 골고루 들어 있다. 제품별로 차이가 있지만, 보통 2개를 섭취하면 한 끼 식사에 해당하는 양과 같으므로 식욕 저하 및 식사량이 적을 때 식사대용으로 활용한다. 단, 제품을 선택하기 전에 반드시 영양사와 상담을 통해 평소 식사 구성 및 섭취 영양소에 대해 분석한 후 이를 바탕으로 적절한 제품의 종류와 복용량을 결정해야 한다.

· 균형 영양보충제품

상품명	용량/캔	열량/캔(포)	판매사
그린비아	200mL	200kcal	정식품
뉴케어	200mL	200kcal	대상
메디푸드	분말 49g/포	200kcal	한국메디칼푸드
미니웰	150mL	200kcal	한국메디칼푸드
케어웰 1.5	200mL	300kcal	한국엔테랄푸드

· 단일 영양보충제품

상품명	용량	열량	영양소 구성
하이칼	1작은술(5g)	20kcal	당질 100%
프로틴 파우더	1포(10g)	35kcal	단백질 9g
프로맥스	1포(10g)	38kcal	단백질 9.1g, 지방 0.2g
듀오칼	1작은술(9g)	44kcal	당질 57%, 지방 43%

입맛에 변화가 있을 때

① 보기 좋고 냄새 좋은 음식을 준비한다.

② 붉은색 육류의 맛 변화가 더 민감하게 느껴질 수 있다. 고기의 맛이 싫으면 닭가슴살, 흰살생선, 달걀, 두부 등으로 대체한다.

③ 너무 뜨겁거나 따뜻한 음식보다 미지근하거나 시원한 음식을 섭취한다.

④ 입맛을 돋우기 위해 오렌지, 레몬과 같은 신 음식을 이용해 맛을 증진시킨다. 단, 이때 입안이나 목에 상처가 없어야 한다.

⑤ 식욕을 돋우기 위해 고기나 생선 요리에 와인, 레몬즙 등 향이 좋은 양념을 이용하거나 샐러드드레싱을 곁들인다.

⑥ 금속성 맛이나 쓴맛을 민감하게 느끼는 경우 사기그릇, 플라스틱 식기, 나무젓가락 등을 사용한다.

추천 레시피 1

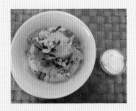

요거트드레싱샐러드
(1인분 영양소 : 열량 141kcal, 단백질 5g)

재료(3인분) 로메인 60g, 양상추 50g, 적치커리 40g, 빨간 파프리카 30g, 아몬드 슬라이스 40g

요거트 오이드레싱소스 : 플레인 요거트 140g, 오이 다진 것(씨 부분 제외) 25g, 다진 마늘 0.5g, 레몬주스 1작은술, 소금 1/4작은술

조리법

1 기름을 두르지 않은 프라이팬에 아몬드 슬라이스를 넣고 노릇하게 볶는다.
2 로메인, 양상추, 적치커리는 한입 크기로 자르고, 파프리카는 사방 2cm 크기로 자른다.
3 분량의 재료로 요거트 오이드레싱소스를 만든다.

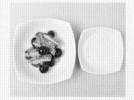

요거트 소스를 곁들인
닭가슴살구이
(1인분 영양소 : 열량 220kcal, 단백질 20g)

재료(5인분) 닭고기(앞가슴살) 300g, 브로콜리 100g, 노란 파프리카 50g, 방울토마토 100g, 올리브유 1큰술, 후추 1/4작은술, 소금 1/4작은술

요구르트소스 : 요구르트 100g, 올리브유 30g, 레몬주스 30g, 꿀 20g, 소금 1/2작은술

조리법
1 닭고기에 칼집을 넣고 올리브유, 후추, 소금을 넣고 주무른다.
2 프라이팬에 닭고기를 넣고 노릇하게 굽는다.
3 브로콜리는 깨끗이 씻어 한입 크기로 자른 후 끓는 물에 살짝 데친다.
4 노란 파프리카는 사방 1cm 크기로 자른다.
5 방울토마토는 깨끗이 씻는다.
6 분량의 재료로 요구르트소스를 만든다.
7 접시에 브로콜리, 노란 파프리카, 방울토마토를 담고 그 위에 구운 닭고기를 1cm 두께로 썰어 올린다.

입안이 자꾸 마를 때

① 가까운 곳에 물을 두고 조금씩 자주 마신다.

② 침의 분비를 늘리기 위해 유자차처럼 아주 달거나 신 음식을 먹는다.

③ 부드럽고 삼키기 쉬운 음식을 먹는다.

④ 무설탕 껌 또는 무설탕 사탕을 먹어 침 분비를 돕는다.

⑤ 국물이 있도록 조리한다.

⑥ 식사 중간에 물이나 음료를 자주 마신다. 빨대를 사용하는 것도 도움이 된다.

⑦ 입술 연고 등을 사용해 입술을 촉촉한 상태로 유지한다.

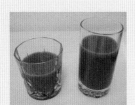

추천 레시피

건강주스
(1인분 영양소 : 열량 108kcal, 단백질 3g)

재료(3인분) 오렌지 480g, 당근 150g, 노란 파프리카 150g, 주황 파프리카 150g, 방울토마토 60g

조리법
1 오렌지와 당근은 껍질을 벗긴 후 적당한 크기로 썬다.
2 파프리카는 꼭지를 떼고 씨 부분을 제거한 후 적당한 크기로 썬다.
3 방울토마토는 꼭지를 뗀다.
4 모든 재료를 믹서에 넣고 간다.

메스꺼움이나 구토 증상이 있을 때

① 적은 양을 천천히 자주 먹는다.

② 요거트, 복숭아 통조림, 부드러운 과일과 채소 등 위에 부담을 주지 않는 식품을 먹는다.

③ 레몬, 피클류, 레모네이드 등 신맛이 나는 음식을 먹는다.

④ 메스꺼운 음식을 억지로 먹거나 마시지 않는다.

⑤ 뜨거운 음식보다 상온 이하로 식힌 음식을 섭취한다.

⑥ 음료는 식사와 식사 사이에 조금씩 나누어 마시며 빨대를 이용한다.

⑦ 배가 고프면 더 메스꺼워지므로 배가 고프기 전에 먹는다.

⑧ 구토 증상이 있으면 음식을 먹지 않는다. 증상이 가라앉으면 소량의 맑은 유동식(미음, 주스, 맑은 고깃국물 등)부터 시작해 죽, 밥으로 진행한다.

⑨ 크래커, 빵, 고구마 등 건조한 음식을 먹는 것이 구토 예방에 도움된다.

⑩ 구토 발생 시 수분 및 전해질 손실이 있으므로 수분을 충분히 섭취한다.

⑪ 기름진 음식, 아주 단 음식(사탕, 쿠키, 케이크 등), 양념을 많이 사용한 음식, 냄새가 많이 나는 음식 등은 피한다.

⑫ 통풍이 안 되거나 덥고 싫어하는 냄새가 나는 곳은 피하고, 환기가 잘 되는 곳에서 식사한다.

⑬ 식사 후 바로 움직이지 말고 머리를 약간 높인 상태에서 1시간 정도 휴식을 취한다.

⑭ 입안을 찬물이나 구강청결제로 헹군다.

⑮ 방사선치료와 항암약물치료를 받는 중에 구토 증상이 생기면 치료받기 1~2시간 전에는 음식을 먹지 않는다.

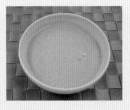

추천
레시피

단호박스프
(1인분 영양소 : 열량 110kcal, 단백질 18g)

재료(5인분) 단호박 250g, 양파 50g, 당근 25g, 셀러리 25g, 닭육수 600mL, 우유 200mL, 올리브유 2큰술, 소금 약간, 백후추 약간

조리법
1 단호박은 껍질을 벗긴 후 적당한 크기로 썬다.
2 양파, 당근, 셀러리는 굵게 다진다.
3 냄비에 올리브유 1큰술을 두른 후 양파, 당근, 셀러리를 넣고 갈색이 나도록 볶는다.
4 ③에 올리브유 1큰술과 단호박을 넣고 볶는다.
5 ④에 닭육수를 넣고 단호박이 무를 때까지 끓인 후 식으면 믹서에 넣고 간다.
6 냄비에 ⑤와 우유를 넣고 다시 끓인다.
7 소금과 백후추를 넣어 간을 맞춘다.

설사가 지속될 때

① 수분을 충분히 섭취한다.

② 식사는 소량씩 자주 한다.

③ 소화가 잘되도록 부드러운 음식을 먹는다.

④ 상온의 유동식을 먹고, 너무 차거나 뜨거운 음식은 피한다.

⑤ 커피, 홍차, 초콜릿 등 카페인을 함유한 식품과 음료는 피한다.

⑥ 기름진 음식, 고섬유소 채소, 딱딱한 음식 등은 소화가 어려우므로 가급적 피한다.

⑦ 우유의 유당이 설사를 악화시킬 수 있으므로 우유와 유제품의 섭취를 주의한다.

⑧ 급성 설사를 할 때는 12~24시간 동안 보리차나 맑은 유동식을 섭취해 장을 쉬게 하며 소실된 수분을 자주 보충한다.

⑨ 설사로 손실된 전해질을 보충하기 위해 스포츠음료를 마시거나 바나나, 삶은 감자, 과일 주스 등 칼륨과 나트륨이 많은 음식을 먹는다.

⑩ 설사가 지속될 때는 특수의료용도식품 중 성분 영양식 제품을 섭취하는 것이 영양 공급에 도움이 된다.

추천
레시피

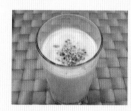

바나나라시
(1인분 영양소 : 열량 212kcal, 단백질 6g)

재료(3인분) 바나나 200g, 플레인 요구르트 250mL, 우유 125mL, 피스타치오 1/2큰술, 설탕 1.5큰술

조리법
1 바나나는 껍질을 벗긴 후 믹서에 넣고 2분 정도 간다.
2 ①에 플레인 요구르트, 우유, 설탕을 넣고 거품기로 잘 섞는다.
3 피스타치오는 칼로 잘게 다진다.
4 유리잔에 ②를 담고 그 위에 피스타치오를 뿌린다.

변비가 심할 때

① 장운동을 돕기 위해 아침에 일어나면 물을 마신다.

② 하루에 8컵 이상 수분을 충분히 섭취해 대변을 부드럽게 한다.

③ 배변하기 30분 전에 뜨거운 음료를 마신다.

④ 도정이 덜된 곡류, 과일, 채소 등 섬유소가 많은 식품을 충분히 섭취한다.

⑤ 섭취하는 음식량이 너무 적지 않도록 한다.

⑥ 산책이나 걷기 등 규칙적으로 가벼운 운동을 한다.

추천 레시피

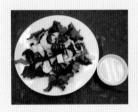

들깨소스를 곁들인 닭안심샐러드
(1인분 영양소 : 열량 319kcal, 단백질 5g)

재료(3인분) 닭가슴살 100g, 사과 110g, 비트 35g, 로메인 50g, 방울토마토 60g, 깐마늘 45g, 올리브유 2큰술
닭고기 양념 : 올리브유 1큰술, 소금 1/4작은술, 후추 약간
들깨소스 : 들깻가루 1.5큰술, 설탕 1큰술, 마요네즈 1.5큰술, 플레인 요거트 1.5큰술, 레몬즙 1.5큰술, 꿀 0.5큰술, 연와사비 0.5작은술, 화이트와인 0.5큰술, 화이트발사믹 식초 0.5큰술, 소금 0.5작은술

조리법
1 닭가슴살은 0.5cm 두께의 한입 크기로 썬 후 닭고기 양념에 30분 정도 재웠다가 올리브유를 두른 팬에 넣어 굽는다.
2 사과는 껍질을 벗겨 2×2×0.5cm 크기로 썰고, 비트는 4~5cm 길이로 가늘게 채썬다.
3 로메인은 한입 크기로 썰고, 방울토마토는 반으로 자른다.
4 마늘은 편으로 썬 뒤 올리브유를 두른 프라이팬에 넣고 노릇노릇하게 굽는다.
5 분량의 재료로 들깨소스를 만든다.

면역력 저하 시 주의사항

항암약물치료 시 우리 몸은 면역력이 떨어지기 때문에 감염과 식중독에 걸리지 않도록 더욱더 주의해야 한다. 식재료를 만지거나 음식을 조리할 때는 손을 청결히 하고 칼, 도마 등은 사용 전후에 깨끗이 소독·세척한다. 무엇보다 감염을 예방하기 위해서는 식품의 구입, 보관, 조리 시 위생적인 음식물 관리가 중요하다.

식품이나 음식을 구입하거나 보관할 경우

· 유통기한을 확인한다.
· 외형이 변형된 캔은 구입하지 않는다.
· 냉동식품은 녹지 않은 것을 구입한다.
· 상하기 쉬운 음식은 냉장고에 바로 보관한다.
· 식품을 보관할 때는 랩을 씌우거나 팩에 넣는다.
· 조리된 음식은 상온에서 장시간 보관하지 않는다.

음식을 준비할 경우

· 칼과 도마는 사용 전후에 깨끗하게 세척한 후 소독한다.
· 식품의 종류가 달라지면 칼과 도마를 분리해서 사용한다.
· 얼린 고기나 생선은 냉장고에서 해동한다.
· 채소와 과일은 깨끗이 씻는다.
· 고기, 생선, 달걀 등은 완전히 익힌다.

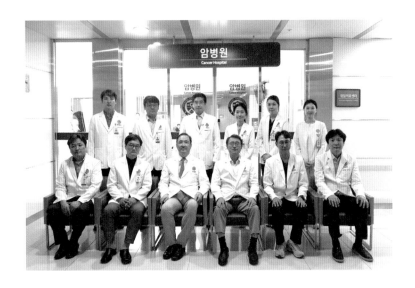

강남세브란스 암전문병원 췌담도암센터

강남세브란스 암전문병원 췌담도암센터는 췌장암 및 담도암을 치료하는 국내 의료기관 중에서 가장 앞선 치료법으로 환자와 그 가족에게 희망을 찾아주기 위해 노력하고 있다. 특히 환자가 진료실을 방문한 당일 필요한 검사를 마침으로써 진단과 치료가 신속하게 이루어지는 '신속 진료체계'를 운영하고 있으며, 각 의료진과의 긴밀한 협진체계를 통해 환자에게 맞는 최선의 맞춤형 치료를 제공한다.

세계적으로 인정받는 연구와 교육의 장

소화기내과 이동기 교수는 췌장암 및 담도암으로 담도가 막혀 황달이 생긴 환자를 치료하기 위한 항암제 방출 금속배액관을 세계 최초로 개발했다. 내시경으로 삽입 가능한 항암제 방출 금속배액관은 배액관이 삽입된 후 다시 막히는 증상을 억제하는 한편, 주변 암조직에 대한 항암치료 효과도 거둘 수 있는 신(新) 치료기술이다. 식품의약품안전청의 승인을 받고 현재 대규모 임상 연구를 마치고 상용화 작업을 진행하고 있다. 또한 장성일 교수와 함께 췌장암 조기 발견을 위한 췌장암 면역 마커 개발에 힘쓰고 있다. 종양내과 조재용 교수는 현재 개발된 가장 최신의 항암약물로 환자를 치료하는 동시에, 미국 MD앤더슨 암센터 연구진과 함께 공동 개발하고 있는 유전자 검사를 통한 환자별 맞춤형 항암치료를 시행해 치료 성과를 높이고 있다.

외과 박준성 교수는 풍부한 수술 경험을 토대로 수술 난이도가 가장 높은 췌두십이지장절제술을 타 병원에서 수술이 어렵다고 결정된 70세 이상의 고령 환자들을 적극적으로 수술해 5년 생존율 30%를 넘는 성과를 거두고 있다. 특히 윤동섭 교수는 췌장과 십이지장을 보존하면서 담도암을 제거하는 수술을 세계 최초로 시도해 국제학술지에 발표하는 한편, 첨단 로봇수술기인 다빈치-S를 이용해 국내 최초로 췌두십이지장절제술을 성공시키는 등 국내 췌담도암 수술 분야 발전에 앞장서고 있다.

방사선치료에서는 3세대 방사선치료기인 토모테라피 HD를 도입해 췌장 주위의 정상조직이 받는 방사선은 최소화하면서 암 부위에만 방사선을 집중 조사해 암세포를 사멸시키고 환자의 통증을 완화하고 있다. 한편 영상의학과 및 핵의학과 의료진은 상용화된 영상진단 장비 중 가장 최신의 CT 및 MRI, PET-CT 등의 장비를 이용해 신속하고 정확한 진단을 내림으로써 환자의 치료, 계획 수립에 기여하고 있다.

※ 예약 안내

진료 예약 1599-6114 | **진료 문의 및 상담** 02-2019-1225(췌담도암 간호사 직통)

| 저자 소개 |

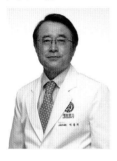

이동기

1984년 연세대학교 의과대학을 졸업하고 동 대학원에서 석사 및 박사학위를 받았다. 현재 연세대학교 의과대학 내과학교실 교수로 재직하면서 강남세브란스병원 소화기내과 과장, 내과 부장 및 암전문병원 원장을 역임하고 있다.

전문 진료 분야는 췌장암 및 담도암질환의 내시경 중재술(인터벤션) 및 항암약물치료다. 특히 소화기 중재술 분야에서는 국내외 학회에서 최고의 전문가 중한 명으로 손꼽히고 있다. 대한소화기내시경학회 학술이사를 세 차례나 역임할정도로 국내 소화기 치료내시경 분야에서 탁월한 학술 연구 및 발전을 이끈 업적을 인정받고 있는 이동기 교수는 국내 의학자가 주축이 된 국제소화기인터벤션학회(SGI)의 창립을 주도하기도 했다. 일본담도학회 정회원, 미국소화기내시경학회 국제편집이사와 대한의학한림원 정회원으로 활동 중이다.

대한내과학회 총무이사, 한국의료기기학회 회장과 대한소화기학회 이사장을 역임했고, 2023 세계소화기학회(WCGO) 조직위원장을 맡고 있다.

진료과 소화기내과, 췌담도암센터
전문 진료 분야 췌장 및 담도질환
학력 연세대학교 의학박사, 연세대학교 내과학교실 교수

| 소화기내과 |

조재희

전문 진료 분야 췌장·담도암 치료
내시경
학력 연세대학교 의과대학 학사,
연세대학교 의과대학원 의학과 석
사, 연세대학교 의과대학원 의학
과 박사

장성일

전문 진료 분야 췌장·담도암 치료
내시경
학력 연세대학교 의과대학 학사,
연세대학교 의과대학원 의학과 석
사, 연세대학교 의과대학원 의학
과 박사

도민영

전문 진료 분야 췌장·담도암
학력 계명대학교 의과대학 학사,
계명대학교 의과대학원 의학과 석
사

| 간담췌외과 |

박준성

전문 진료 분야 간·담도·췌장 전문
치료
학력 연세대학교 의과대학 학사,
연세대학교 의과대학원 의학과 석
사, 연세대학교 의과대학원 의학
과 박사

임진홍
전문 진료 분야 간·담도·췌장 전문
지료
학력 연세대학교 의과대학 학사,
연세대학교 의과대학원 의학과 석
사, 연세대학교 의과대학원 의학
과 박사

김형선
전문 진료 분야 간·담도·췌장외과,
소화기외과, 복강경외과
학력 연세대학교 생명공학과 학
사, 경북대학교 의학전문대학원
의학과, 연세대학교 의과대학원
외과학 박사 과정 중

| 종양내과 |

조재용
전문 진료 분야 위암, 대장암, 소화
기암 항암치료, 면역세포치료
학력 연세대학교 의과대학 학사,
연세대학교 의과대학원 의학과 석
사, 연세대학교 의과대학원 의학
과 박사

정희철
전문 진료 분야 고형암(소화기암,
췌담도암, 뇌종양) 항암약물치료
학력 연세대학교 의과대학 학사,
연세대학교 의과대학원 의학과 석
사, 연세대학교 의과대학원 의학
과 박사

| 방사선종양학과 |

이익재
전문 진료 분야 간암, 췌담도암, 유
방암, 전립선암
학력 연세대학교 의과대학 학사,
연세대학교 의과대학원 의학과 석
사, 연세대학교 의과대학원 의학
과 박사

김준원
전문 진료 분야 췌담도암, 간암, 두
경부암, 뇌종양, 척수종양, 전립선
암, 비뇨기암
학력 가톨릭대학교 의과대학 학
사, 연세대학교 의과대학원 의학
과 석사, 연세대학교 의과대학원
의학과 박사

| 핵의학과 |

전태주
전문 진료 분야 종양 핵의학, PET
영상의학, 분자영상의학
학력 연세대학교 의과대학 학사,
연세대학교 의과대학원 의학과 석
사, 연세대학교 의과대학원 의학
과 박사

| 정신건강의학과 |

오주영
전문 진료 분야 치매, 기억력 및 인
지기능 감퇴, 섬망, 공황/우울/불면
학력 연세대학교 의과대학 학사,
연세대학교 의과대학원 의학과 석
사, 광주과학기술원 의생명공학과
박사

| 내분비내과 |

강신애
전문 진료 분야 당뇨병, 대사증후군, 이상지질혈증
학력 연세대학교 의과대학 학사,
연세대학교 의과대학원 의학과 석사, 카이스트 의과학대학원 박사

| 마취통증의학과 |

김도형
전문 진료 분야 통증의학
학력 연세대학교 의과대학 학사,
연세대학교 의과대학원 의학과 석사, 가천대학교 의과대학원 박사

| 병리과 |

남지해
전문 진료 분야 간담췌, 소화기 병리
학력 연세대학교 원주의과대학 학사, 연세대학교 의과대학원 의학과 석사, 연세대학교 의과대학원 의학과 박사

| 영양팀 |

김우정
전문 분야 암환자식 개발 및 관리, 교육 상담
학력 연세대학교 생활과학대학 학사, 연세대학교 이학석사

| 코디네이터 |

허소라
전문 분야 암환자 상담 및 항암교육
학력 연세대학교 간호대학 학사

췌장암과 담도암은 환자와 질환의 진행 상태에 따라 치료법이 매우 다양하며, 질환 특성상 조기 진단과 정확한 진단이 환자의 예후를 결정한다. 따라서 췌장암과 담도암 치료에서 가장 중요한 것은 진단에 관여하는 의료진들의 긴밀한 협진 체계다.

강남세브란스 암전문병원 췌담도암센터는 췌장·담도 전문 소화기내과, 외과, 영상의학과, 방사선종양학과, 종양내과 의료진들과 코디네이터가 효율적으로 협력해 다학제적으로 환자에게 최상의 진료를 제공한다.

췌담도암센터에서 코디네이터 간호사는 항암치료 및 진료가 원활하게 진행될 수 있도록 의료진과 소통하고 환자들을 위로해주며 암을 잘 극복할 수 있도록 도움을 준다. 구체적인 역할은 다음과 같다.

첫째, 힘든 과정을 먼저 겪었던 환자들의 경험담을 듣고, 이를 참고해 다른 환자들이 이겨낼 수 있도록 용기와 지혜를 전달하기 위해 1:1 상담과 항암교육을 진행한다.

둘째, 셰프가 음식을 통해 소통하듯이 코디네이터는 의료 서비스를 통해 환자와 소통한다. 또 그들의 요구를 파악해 병원과 환자가 관계를 맺을 수 있도록 돕는다.

셋째, 암 치료뿐 아니라 힘든 투병으로 지친 환자와 가족 모두의 마음을 위로할 수 있는 세심한 보살핌을 제공한다. 다양한 분야의 전문가와 소통해 치료가 원활히 이루어질 수 있도록 중간매개자 역할도 한다.

넷째, 상담 및 교육을 통해 환자와 가족을 위한 치료 선택 및 부작용 관리 등에 대한 정보를 제공하고 치료에 대한 궁금증 해결에 도움을 준다.

다섯째, 질병으로부터 고통받는 모든 이들에게 이해와 사랑을 실천하는 강남세브란스병원만의 가치를 전달한다.

※ 상담 안내
진료 문의 및 상담 02-2019-1225(췌담도암 간호사 직통) | **코디네이터 상담실** 암병동 1동 2층

췌담도암 명의 **이동기 교수와 베스트 췌담도암팀의**

췌장암·담도암 완치 설명서

펴낸날 초판 1쇄 2012년 8월 20일 | 개정판 3쇄 2024년 4월 25일

지은이 이동기

펴낸이 임호준
출판 팀장 정영주
편집 김은정 조유진 김경애
디자인 김지혜 | **마케팅** 길보민 정서진
경영지원 박석호 유태호 신혜지 최단비 김현빈

인쇄 (주)웰컴피앤피

펴낸곳 헬스조선 | **발행처** (주)헬스조선 | **출판등록** 제2-4324호 2006년 1월 12일
주소 서울특별시 중구 세종대로 21길 30 | **전화** (02) 724-7633 | **팩스** (02) 722-9339
인스타그램 @vitabooks_official | **포스트** post.naver.com/vita_books | **블로그** blog.naver.com/vita_books

ⓒ 세브란스병원, 2021
사진 ⓒ 세브란스병원, ㈜헬스조선

ISBN 979-11-5846-367-0 14510
       978-89-93357-20-2 (set)

헬스조선(비타북스)은 독자 여러분의 책에 대한 아이디어와 원고 투고를 기다리고 있습니다.
책 출간을 원하시는 분은 이메일 vbook@chosun.com으로 간단한 개요와 취지, 연락처 등을 보내주세요.